名|家|临|证|医|著|重|刊

（第二辑）

主编 陆瘦燕 朱汝功

经络学图说

上海科学技术出版社

图书在版编目(CIP)数据

经络学图说／陆瘦燕,朱汝功主编. —上海:上海科学技术出版社,2010.10(2025.10 重印)
(名家临证医著重刊. 第 2 辑)
ISBN 978－7－5478－0460－5

Ⅰ.①经… Ⅱ.①陆… ②朱… Ⅲ.①经络－图解 Ⅳ.①R224.1－64

中国版本图书馆 CIP 数据核字(2010)第 167210 号

经络学图说
陆瘦燕 朱汝功 主编

上海世纪出版(集团)有限公司
上海科学技术出版社 出版、发行
(上海市闵行区号景路 159 弄 A 座 9F－10F)
邮政编码 201101 www.sstp.cn
常熟市兴达印刷有限公司印刷
开本 889×1194 1/32 印张:5.875
字数:130 千字
2010 年 10 第 1 版 2025 年 10 月第 11 次印刷
ISBN 978－7－5478－0460－5/R·169
定价:18.00 元

内 容 提 要

经络学说是中医学的基础理论，它的应用，在生理、病理、诊断、治疗等各方面，都占着重要的地位。

本书分六章。第一章为绪论，叙述经络学说的重要性及其学习方法，替读者作了入门导引。从第二章至第五章，论述经络学的主体，计十二正经、十二经别、奇经八脉、络脉，对于各经循行部位和经过腧穴，以及生理、病理、临床应用提示等，都作了扼要的介绍。每一经络并附有循行示意图，图文对照，颇便学习。第六章为十二经筋，它是经络的附属部分，在人体生理、病理上有着重要的关系，在这里也同样作了逐经的叙述、附图。书末附录经脉交会腧穴表，人体重要部位经络分布表，以及有关经络的重要歌诀，以便检查和诵习之需。

本书对经络学说作了比较全面的介绍，适宜于一般学习针灸、西医学习中医及中医带徒的教学参考，并可供针灸医师作为临床参考用书。

第二辑重刊说明

上海科学技术出版社曾于20世纪50年代开始，相继出版了一大批中医临床医论医著。这些著作的撰写者，当时在中医临床理论研究或临床实践方面即是学验颇丰，建树颇多，如今看来，更是堪称为临证大家、中医泰斗，如秦伯未、任应秋、刘渡舟、邱茂良、何任、陆瘦燕、姜春华、顾伯华、郭子光等诸老。而这些著作中的内容，或阐微经典，或整理经验，或杂论他家，均是密切联系临床实际，具有较好的实用性。

近年来，一些忠实读者不断以各种方式向我们咨询这些著作的情况，其中绝大多数是求购者，甚至许以重金，因为年代久远，现在这些图书几无在书架上销售，我们只能让读者一时失望。

有鉴于此，同时也是为了更好地留存、传承这些饱含中医临床精华之医论医著，让中医后学者能更好地领略或重温诸位名家在治学、临证、教研等各方面的方法、思路和经验，我们决定将这些名家医论医著合为“名家临证医著重刊”丛书分辑出版，以飨广大读者。第一辑10种医著整理出版后，广受读者欢迎。此次我们又甄选了7种名家临证医论医著，分为6个分册，作为“名家临证医著重刊”第二辑编辑出版。

本次重刊这些医论医著，我们除对原著中少数字词错误或体例不当之处给予一一修正，使质量更臻优良之外，均保持了原书的内容特色，因为我们深知，广大的读者真正需要的，就是这些名家原汁原味的临证经验和朴实凝练的语言风格。本丛书中所载犀角、虎骨，根据国发（1993）39 号、卫药发（1993）59 号文，属于禁用之列，书中所述相关内容仅作文献参考，希冀读者在临证时使用相应的代用品。

我们殷切地希望各位读者在阅读本丛书之后，对我们的不足之处给予批评、指点，也请继续给我们鼓励和支持，我们将在此基础上，加倍努力地将更多、更好的名家医论医著编辑整理出来，奉献给广大读者。

上海科学技术出版社

2010 年 6 月

序

中医学是一个伟大的宝库，而针灸学术是其中极为重要的一部分，数千年来，在人类保健事业中，一直起着巨大的作用。针灸疗法的治病优点，是不用汤药，仅仅通过或针或灸的措施，作用于人体，就能激发自然的抗病能力，从而发挥治疗效能。在临床上，往往很多久治不愈、百药罔效的疾病，施以针灸，得能霍然而起。因此，古人有“一针，二灸，三汤药”的议论，其治病疗效，于此可见了。时至今日，这种简捷而可靠的医疗方法，已是举世皆知的事实，一致认为是我们祖先伟大的创造，是一门独特的医学技术，我们应该担负起继承和发扬的责任。

有关研究针灸的文献，现存的书籍以内经为最早。历代以来，属于专科性的文献有《甲乙经》《铜人腧穴针灸图经》《十四经发挥》《针灸大成》……综合性的有《千金方》《外台秘要》《圣济总录》《医学入门》《东医宝鉴》……各类众多，不下数百余种。这些典籍，都不同程度地记述了古代针灸医学的经验成就和理论体系，起了承先启后的作用。近代著作，在党和政府的提倡下，更如雨后春笋，推陈出新，在针灸医学的学术理论和临床实践上都有了进一步的提高。从这些古今著作的成就中来继承和发扬针灸医学，是我们应负的艰巨而光荣的任务。

1958年底，我们接受上海科学技术出版社的委托，编写本书，要求能够系统地介绍针灸医学的理论知识和临床经验，作为学习针灸者和一般针灸临床医师的专科读物。我们接受这一任务的时候，正值中共中央发布对卫生部党组关于西医离职学习中医班总结报告的批示，在全国各地掀起学习中医学高潮之际，因而这一工作，是具有重大意义的，也是十分光荣的。为此，我们下了最大的决心，一定要鼓足干劲，把本书写好，做到既能切合实用，又能系统地介绍中医学的针灸理论知识，以符合读者的需要。虽然如此，要做到这一点，实在不是一件容易的事。由于能力所限，本书内容一定会有疏漏和不够正确的地方，谨就正于海内同道，希望不吝指教，以便不断修改和提高，不胜感佩。

陆瘦燕
朱汝功 **叙于沪上燕庐**

1959年9月

凡　例

(1) 本书以由浅入深，能够比较全面地介绍整个经络学说体系为宗旨，故在每一经络文字说明之外，再将《灵枢》《素问》《难经》中有关病候经文，引注于同页之末，并在书末附有循行示意图，以便于读者参考或对照。

(2) 全书计分六章，第一章为绪论，第二章到第五章论述经络学的主体，第六章所论是经络的附属部分，其中十二经皮部区域，由于古人没有记载，所以本书亦未予论述。

(3) 各经病候，本书参考各家注解，在病理方面，试作解释，目的在使读者能够理解，是否适当，请大家指正。

(4) 在各经经脉循行路线中，我们从《黄帝内经》原文语译的基础上，插入了各经所属的腧穴和交会腧穴，并且在每一交会穴后面，注明了交会经名，这样可使读者一目了然，不必一一去检视附表。虽然在写作上，有了重复的地方，但是可以便利读者，我们认为还是有必要的。

(5) 本书对全身的交会腧穴，作了一次比较完全的整理，当然由于我们的能力限制，不免还有疏漏的地方。所有注在会穴后的交会经名，都是根据杨继洲《针灸大成》为主体，也有采用其他文献的，均可在后面附表中检得。

(6) 本书在每章之前，首叙一般概念，次论各别内容，既具每一章节的独立性，也有章节之间的系统性。

（7）为使读者能够独立地了解人体各重要部位的经络分布情况，我们试对全身的经络、经筋作了分部整理，并附表在后，以便读者查阅。

（8）在本书的后面还附列了有关经络的重要歌诀，便于初学者背诵之用。

附注：本书的编写，承老友顾坤一医师热情指导，并由周剑卿先生协助绘图，特此表示谢意。

目　录

第一章　绪　　论

一、经络学说的起源

经络学说是中医学所独创的一种学术理论。我们祖先，远在数十万年以前，随着生产斗争的发展，同疾病作斗争的医学就开始萌芽了。通过不断地实践、观察、思考和推求，从点滴的经验体会，逐渐提高而发展为完整的中医学理论体系。经络学说就是其中的一部分，它形成于何时，目前尚无正确的考证，有文字记载的大概要算《黄帝内经》最早了。打开《黄帝内经》来一看，《灵枢》第一篇《九针十二原》开头就说："欲以微针通其经脉，调其血气，营其逆顺出入之会。"又说："经脉十二，络脉十五，凡二十七气。"检视全书，其中《灵枢》经脉、经别、经筋、经水，《素问》骨空论篇、太阴阳明论篇、阳明脉解篇等等，对经络皆有详尽地记载。从《黄帝内经》中，我们可以知道，那时经络学说早已发展成为中医学中一种比较成熟的学术理论了，并且在指导临床上也起了巨大的作用。据此推想，若《黄帝内经》成书在秦汉以前，则经络学说的创始和形成可能在青铜器时代或者还要早些。因为那时的社会条件已比较进步，除砭石以外，同时出现了金属针具，由于九针的发明，给针灸技术的发展创造了有利的条件。过去用砭石不能治疗的疾病，用九针可以治愈了，随着治疗范围的扩大和疗效的提高，实践机会自然也就增多。当时的情况，在《灵枢·九针十二原》黄帝对歧伯的问话中可以看出："黄帝问于歧伯曰：余子万民，养百姓而收其租税，余哀其不给而属有疾病，余欲勿使被毒药，无用砭石，欲以微针通其经脉……"可见那时针术已很盛行。针灸技术发展的结果，在无数次实践中总结出了腧穴的主治性能，把同类性能的腧穴归纳在一起，结合对脏腑的主治和反应影响，以及医者在施术过程中所发现的感觉通传径路及其方向，逐渐奠定了经络学说的基础。所以也可这样假定，经络学说的形成可能要比腧穴的确定晚些时候，这种见解目前国内很多针灸专家均有相同的看法，但是还有待于考古学家从历史文物中去进一步加以证实。

二、经络学说的内容

经和络在一般人们的口头上往往联名并称，其实是有区别的。血气在人体经脉中周布流行，和自然界江河流水相似，

表1　经络学说体系表

- 经络学说的体系
  - 经络系统
    - 经脉（气血运行主要的部分）
      - 十二经脉——气血通行主要的干道
      - 十二经别——从十二经别出，是正经旁出的支别
      - 奇经八脉——不隶属于十二经脉，司调节气血的作用
    - 络脉（如网罗一样遍布全身，无处不到）
      - 十五络脉——是主要的大络，其中的十二条起着沟通十二经表里的作用
      - 络　　脉——从经脉横行支出的部分
      - 孙　　络——络脉的支别
  - 连属部分（受经气濡养的部分）
    - 内部
      - 五(六)脏——心、肝、脾、肺、肾加心包为六脏
      - 六　　腑——小肠、胆、胃、大肠、膀胱、三焦
    - 外部
      - 十二经筋
      - 十二皮部

江河有直行的干道、旁出的支流、蓄聚水量起调节作用的湖泊、周流灌溉的沟渠和受灌溉的田园。经络系统也包括通行气血纵行的十二经脉、旁流别行的十二经别、溢蓄诸经脉气的奇经八脉、网罗周布全身的络脉和孙络;络脉之中比较重要而起着沟通十二经脉表里作用的还有十五络脉,这些是人体气血循环通行的径路,乃经络学说的主体。此外还有受诸经脉气濡养的经筋、皮部和五脏六腑。研究经络学说,对这些问题都必须一一加以讨论,才能得到全面的认识(表1)。

三、经络学说是不容否定的

我国历代的医学著作都是十分重视经络学说的,所以古时的医生莫不熟悉经络,并以之作为指导临床实践的核心。可是近代由于帝国主义的文化侵略,有些针灸学者,更受了日本明治维新以后排斥东方医学的影响,认为经络不能从解剖刀下予以证实,因此企图盲目否定它的存在。流风所向,这项古老而确具科学价值的宝贵医学遗产,横遭摧残,几至湮没不彰。中华人民共和国成立以后,幸经党和政府的提倡,才引起了大家的注意,在系统学习、全面掌握、整理提高的号召下,很多人从实际临床操作中,体验到了它的存在。同时国际方面,也因为日本长滨善夫在1950年著作了一本《经络之研究》的专书,通过实验证实了针刺十二经原穴时,其感应通传的径路大致和经络记载相同,颇受国际针灸界的重视。近年来国内医药杂志上,也常有报道针刺时感应方向和经络符合的实例,差不多各经均有。再结合腧穴主治性能,各有其特异性和一定的系统,而这些特征,也和经络循行所过的部位及其所连属的内脏一致。还有一个有力的证明:就是经络学说自其创始以来,在中医各科,特别是在针灸科中,一直起着指导临床实践的作用。古今医家利用了这种学说,在几千年的历史中,已经治愈了亿万个患者。毛泽东在《实践论》中说:"判定认识或理论之是否真理,不是依主观上觉得如何而定,而是依客观上社会实践的结果如何而定。”从这一些事实来论断,经络学说决不是古人主观的想象和杜撰,它的学术价值是不容否定的。

四、经络学说在中医学术上的地位

《灵枢·经别》说:“夫十二经脉者,人之所以生,病之所以成,人之所以治,病之所以起,学之所始,工之所止也。”明代大医学家张介宾注释道:“经脉者,脏腑之枝叶,脏腑者,经脉之根本,知十二经脉之道,则阴阳明,表里悉,气血分,虚实见,天道之逆从可察,邪正之安危可辨,凡人之生,病之成,人之所以治,病之所以起,莫不由之。故初学者必始于此,工之良者,亦止于此而已。”由此可见,虽然经络学说只是中医学术理论体系中的一部分,但是其关系却贯串了阴阳五行、脏腑气血、表里虚实、邪正安危等整个病理生理影响。为此《灵枢·经脉》更进一步郑重地指出:“经脉者,所以能决死生,处百病,调虚实,不可不通。”经脉有了这样重要的地位,初学医术者怎能不从此入手,而欲得医术之精良者又如何能舍此而他求呢?

南京中医学院编著的《针灸学》在“绪论”中写道:“经络学说是构成中医学的主要基础,而且又是最高的理论之一,它与阴阳、五行、脏腑、营卫、气血等等,组成了完整的中医理论体系,贯穿在解剖、摄生、病机、诊查、治则等方面,从理论到实践,无不占着极其重要的位置。”这种见解我们认为是十分恰当的。由于经络学说是中医学中主要的理论之一,而且运用又很广泛,因此不但学习针灸者必先精通经络,就是其他中医各科的学者,如若不懂经络,则在病理分析、诊断治疗等方面必然也会无所适从,可能造成严重的错误。正如明代马元台在《灵枢注证发微》中所说:“十二经脉……实学者习医之第一要义，不可不究心熟玩也，后世能言，不识十二经络，开口动手便错，而于此懵然，惜哉。”

五、经络学说是指导针灸实践的基础

大家知道，针灸治病不用汤药，就是依靠一枚毫针，或一撮艾绒，在腧穴上使用或刺或灸的方法，以达到振扶垂危，治病救人的目的。腧穴是位在经络上气血通行出入的站点，而经络又是各个同类性能的腧穴，在生理上、病理上起反应作用的联缀系统。经络本身在人体内还起着沟通内外，联系五脏六腑、四肢百骸，通行阴阳气血，构成机体统一循环的生理作用。由于腧穴和经络有着不可分离的整体关系，而腧穴对内脏的治疗影响，以及内脏在腧穴上的病理反应，都是需要经络来作为联系的；那么，如果脱离了经络学说，怎样能够解释针灸治疗内脏疾病的理由，又凭什么去诊断内脏疾病和选配施治穴位呢？所以《灵枢·经脉》说：“凡刺之理，经脉为始，营其所行，制其度量，内次五脏，外别六腑。”可见针灸和经络实在是息息相关，不论在诊断上或治疗上均须密切配合。假如没有经络学说的理论指导，针灸疗法将会对浩繁复杂的各种疾病一筹莫展，无法处方和配穴，当然不能发挥它的疗效了。

六、怎样研究经络学

（一）必须明白经络循行的部位

十二经脉、奇经八脉、十二经别、十五络脉，以及十二经筋，均有一定的起止和循行的部位及方向。其内连脏腑、外通肢节、表里合一的关系，在整个中医学生理病理学说中都占有十分重要的地位，很多疾病现象以及治疗作用就是依靠这些理论来解释的。尤其因为经络学说是指导针灸临床实践的基础，所以研究针灸学者首先要按照步骤，学会整个经络学说的理论体系，对每条经、络、经别、经筋所分布的部位、循行所到的处所、连属的脏腑、相互表里的关系、出入交会的腧穴，均须逐一熟记，才能进一步理解各经经脉的病理作用，和帮助记忆各经腧穴的主治性能，以备临床应用。

（二）必须明白经络的生理和病理作用

经脉、络脉、经别、经筋以及皮部，各为人体不同的组织部分，当然具有不同的生理作用和病理作用。这些作用的影响，内及脏腑，外与四肢百骸、五官七窍皆有连属关系。尤其是古人从经验中积累归纳而成的各经症候群，乃是先辈亿万次临床实践的总结。掌握了它，不但可以作为诊断的依据，在处方配穴进行治疗时，也可以作为指导。此外各经的气血多少、流注时刻、所属脏腑、标本根结等，均是经络的基本生理概念，在临床中也有用处。例如各经气血的多少和针刺深浅及灸壮多少有关；流注时刻，是子午流注法的基本知识，所以学习时必须了解清楚。

（三）必须熟记脏腑经络阴阳五行的属性

中医治病的整体观念，是在机体统一的基础上，从发病机制出发，去考虑治疗方针的，这种治疗观念的根据就是阴阳五行学说。古人在实践中，观察到了各个脏腑经络之间的相互促进、相互制约以及相乘相侮等的作用后，运用古代阴阳五行这种朴素的唯物思想，来解释上述现象，创造性地发明了伟大的整体治疗观念。自古到今，广大中医利用了这种学说，不知治愈了多少患者。虽曾有人反对阴阳五行，认为是唯心的玄谈，但是它能够指导临床，治愈疾病，已经是不可否认的历史事实，因此是值得我们认真学习和进一步从实践中去整理和提高的。

在针灸医学方面，脏腑经络的阴阳五行属性，也是针灸学术的基础。脱离了这个基础，针灸治疗的实践亦会丧失理论的指导，无法从整体治疗观念去处理疾病，容易陷入头痛医头、脚痛医脚的机械境地，虽然在若干病例中，也能奏效一时，但是标本不明、病原未除、南辕北辙、舍本逐末的治疗方针，势必不能巩固疗效，根治全疾，试想怎么能够提高针灸技术，发扬光大呢？为此，学习经络学说必须熟记各经的阴阳五行属性，以便运用于整体治疗。

第二章 十二经脉

一、一般概念

所谓十二经脉,就是指手足三阴三阳十二经而言。因为这十二条经脉各有脏腑联属,有表里阴阳配偶的关系,是血气运行、内外统一的主要循环通路,所以又名为十二正经,乃是经络学说的主体。在《灵枢·经脉》内,曾作专题讨论,其重要可知。

(一)十二经脉的命名

古人观察天地间阴阳的变化和其大小的发展过程,发现阴阳的消长各可分为三个阶段。阳的方面:少阳是阳气之始,太阳是阳气之盛,阳明是太少两阳相合而明;阴的方面:少阴是阴气初生,太阴是阴气隆盛,厥阴是太少两阴之交尽。这样就将一阴一阳衍化为三阴三阳,配属手足而成手三阴、手三阳、足三阴、足三阳合为十二经。这种阴阳的概念与人体的部位和脏腑的属性相配合,以外为阳,内为阴;背为阳,腹为阴;腑为阳,脏为阴作原则,结合经络的循行分布与内脏的关系,而订出了十二经脉的名称。例如循行于上肢内侧前缘的经脉,因为和肺脏有关,所以订名为手太阴肺经;循行于上肢外侧前缘的经脉,因其和大肠有关,所以命名为手阳明大肠经。其余各经类推。

(二)十二经脉的分布

十二经脉循行于一身内外,遍布各处,不论是四肢、头面、躯干、内脏无处不到。兹分三点叙述之。

1．四肢　十二经脉在四肢的分布情况是内侧属阴为脏经，外侧属阳为腑经。这种分布的规律是和五脏的位置紧密相关的。因为心、肺、包络位在胸膈以上，故其脉分布在上肢内侧；肝、脾、肾位在胸膈以下，故其脉分布于下肢内侧。手足三阳基于脏腑表里的关系，腑经随脏，所以小肠、大肠、三焦三经，随心、肺、包络之脉而分布在上肢外侧；胆、胃、膀胱三经，随肝、脾、肾之脉而分布在下肢外侧。并且每侧又分三行，前缘是太阴与阳明，后缘是太阳与少阴，中间是少阳与厥阴。兹列表如表2。

表2　四肢部十二经脉分布表

上肢				下肢		
阴阳	经名	脏腑	部位	脏腑	经名	阴阳
阳经	手阳明	大肠	外侧前缘	胃	足阳明	阳经
	手少阳	三焦	外侧中行	胆	足少阳	
	手太阳	小肠	外侧后缘	膀胱	足太阳	
阴经	手太阴	肺	内侧前缘	脾	足太阴	阴经
	手厥阴	心包	内侧中行	肝	足厥阴	
	手少阴	心	内侧后缘	肾	足少阴	

2．头面　首为诸阳之会，所以手足六阳经脉皆上会于头面。其中正面分布着手足阳明经和手太阳经；侧面分布着手足少阴和手太阳经、足阳明经；后头面分布着足太阳和足少阳经。六阴经脉一般均不上行头面，但是，心经之脉上入目系，肝经之脉上入颃颡，连目系，与督脉相会于巅顶。这二经虽也上行到头部，可是其脉深行于头面内部，和阳经浮行于表浅部的情况是有所不同的。

3．躯干　躯干部十二经脉分布的情况是：手三阴经行于胸部，手三阳经行于肩背部，腹部的经脉有足三阴、足阳明，侧腹部有足少阳、足厥阴，背部有足太阳。这种情况，仅就表浅部来划分，至于内行的经脉，阳经皆属腑而络脏，阴经皆属脏而络腑。兹列表如表3。

表3 十二经脉属络脏腑表

经 脉	手太阴	手阳明	足阳明	足太阴	手少阴	手太阳
所 属	肺	大肠	胃	脾	心	小肠
所 络	大肠	肺	脾	胃	小肠	心
经 脉	足太阳	足少阴	手厥阴	手少阳	足少阳	足厥阴
所 属	膀胱	肾	心包	三焦	胆	肝
所 络	肾	膀胱	三焦	心包	肝	胆

（三）十二经脉的走向和相接

十二经脉都有一定的顺逆循行方向，并且是相互衔接彼此通气的。这种特征，完全是为了适应气血循环的需要而产生的。现在分二方面说明之。

1. 走向 《灵枢·逆顺肥瘦》说："手之三阴，从脏走手；手之三阳，从手走头；足之三阳，从头走足；足之三阴，从足走腹。"这种循行的走向规律，若以躯干为中心，则手三阳、足三阴自肢体的远端行向躯干，是为向心性的经脉；手三阴、足三阳自躯干部走向四肢远端，故是远心性的经脉。还有一个简捷的、可以帮助学者记忆的方法，就是只要将两手上举，则所有的阳经均向下行，所有的阴经都向上走。只须记住"阴升阳降"四字，全部十二经的走向即能掌握和理解了。这种走向的关系，在针灸手法中施用迎随补泻法时十分重要。

2. 相接 十二经脉均是相互衔接的。现在分二方面来讨论。

（1）顺逆循行的相接：由于十二经脉有顺逆循行的不同，所以其末端都在四肢和头面躯干部相接，就这样组成了一个贯联的循环通路，气血得能在其中流行。其衔接部位如表4。

表4　十二经顺逆循行相接表

相接处		鼻孔旁（迎香穴）		心　中		目内眦（睛明穴）		胸　中		目外眦（瞳子髎穴）		中　焦	
经名	手太阴	手阳明	足阳明	足太阴	手少阴	手太阳	足太阳	足少阴	手厥阴	手少阳	足少阳	足厥阴	手太阴
相接处	手示指端（商阳穴）		足大趾内端（隐白穴）		手小指端（少泽穴　少府穴）		足小趾端（至阴穴）		手环指端（关冲穴）		足大趾外端（大敦穴）		

（2）同名经脉的相接：十二经脉之中，同名的手足阴阳经脉也是相互连接，彼此通气的。例如：手太阴与足太阴相接，手少阴与足少阴相接，手厥阴与足厥阴相接……因此《黄帝内经》中常常提到六经，实际上就是十二经脉的缩影，《伤寒论》中的六经也是建筑在这一基础上的。这种连接的影响，进一步加强了经脉之间以及脏与脏、腑与腑之间的紧密联系，在生理上和病理上均有关系。例如两少阴之脉相接于心中，所以心肾之气可相互交通。再如手足太阴之脉相接于中府穴处，故《素问·经脉别论篇》中说："脾气散精，上归于肺。"兹将同名经相接处列表如表5。

表5　同名经相接处腧穴或部位表

手　经	相接处（腧穴或部位）	足　经
手太阴	中府穴	足太阴
手少阴	心中	足少阴
手厥阴	天池穴	足厥阴
手太阳	睛明穴	足太阳
手少阳	瞳子髎穴	足少阳
手阳明	迎香穴	足阳明

（四）十二经脉表里相配和五行的关系

十二经脉一阴一阳都有表里配合的关系，并且结合脏腑五行的属性来配属它，用来说明经络和脏腑的生理病理现象。兹分述如下。

1. 表里相配　十二经脉除了根据脏腑的性能配合阴阳外，还依照其生理特点联系而成表里配偶的关系。一切的表经都是腑经，也就是阳经；一切的里经均属于脏经，即是阴经。阴阳表里的相配，其理由可分二方面来讨论。

（1）体内方面

1）由于十二经脉在内脏的分布情况，阳经属脏而络腑，阴经属腑而络脏。这种关系在前面十二经的分布中已经提过。例如手太阴肺经入属肺脏而联络大肠；手阳明大肠经入属大肠而联络肺脏，因此二经在脏腑内部相互通气。其余各经也都一样。

2）由于十二经别在体内行过内脏时，其中六阳经别也都是联贯表里脏腑而与六阴经别在脏腑内通气的，例如足太阳的经别属于膀胱，散入肾脏，而足少阴的经别也上入肾脏，因此可以在肾脏内部沟通经气。再加十二经别之中，阳经的经别自正经别出后仍复合入本经，而阴经的经别别离正经后却合入与其为表里的阳经。例如足太阳的经别别出于腘中，上至头项，复合入足太阳本经，而足少阴的经别，自腘中别出后，行至项部却合入于足太阳经。十二经别就是这样组成了六合，而加强了表里二经的联系。

（2）体外方面

1）十五络脉之中，十二经的络脉皆自表经别走里经，里经别走表经。例如手太阴之别，别走手阳明；手阳明之别，别走手太阴，使得表里两经的脉气可以相通。

2）十二经脉表里两经由于顺逆循行相接的关系，皆在肢端通气。

基于以上四点理由，所以十二经脉表里相配而成为六组，详见表6：

表6 十二经脉表里相配表

表经（阳经）	手阳明大肠经	足阳明胃经	手太阳小肠经	足太阳膀胱经	手少阳三焦经	足少阳胆经
里经（阴经）	手太阴肺经	足太阴脾经	手少阴心经	足少阴肾经	手厥阴心包经	足厥阴肝经

十二经脉表里相配的关系，除了在生理上表里经脉可以互通脉气外，在病理上还显示了脏腑经络可以互传病邪和互相影响的关系。例如肺与大肠为表里，肺脏受了风寒之邪可以入传大肠而为肠风下利；心与小肠为表里，心火炎盛时，入传小肠，小便就会发赤；脾胃为表里，脾气不运，胃中水谷之气就会不能输化；肾与膀胱为表里，肾气不化，则膀胱津液就无以为出；肝胆为表里，所以肝阳上亢时胆火也必然旺盛。针对这种生理和病理的关系，所以针灸配穴时表里二经可以通同为用，其理即在于此。

2. *五行的属性* 应用了上述表里阴阳相配合的联系后，还不能说明十二经脉五脏六腑之间相互促进，相互制约和相乘相侮的作用。于是结合脏腑五行的属性，也将十二经脉配属五行，用来进一步说明其中相互之间的关系。这种关系不论在生理上、病理上以及治疗上都十分重要。兹列表如表7。

表7 十二经配属五行表

腑经为表——	大肠	膀胱	胆	小肠	胃	三焦
	↑	↑	↑	↑	↑	↑
五行——	金	水	木	火	土	相火
	↑	↑	↑	↑	↑	↑
脏经为里——	肺	肾	肝	心	脾	心包

阳气纳入三焦，故三焦不入五行而寄于阳经，为阳气

之父。

阴气纳入心包,故心包也不入五行而为阴血之母。

心包是心脏的外卫,有代心君行令的作用;三焦遍布体腔之内,和心包互为表里,同为命门真火所寄附之处,所以皆属于相火。

(五) 十二经脉在生理上的作用

《灵枢·海论》说:"夫十二经脉者,内属于腑脏,外络于肢节。""本脏"也说:"经脉者,所以行血气而营阴阳,濡筋骨,利关节者也。""营卫生会"还说:"人受气于谷,谷入于胃,以传与肺,五脏六腑,皆以受气,其清者为营,浊者为卫,营在脉中,卫在脉外,营周不休,五十而复大会,阴阳相贯,如环无端。"从《黄帝内经》的引文中来理解,经脉的作用主要是:沟通表里内外和通行营卫气血两大端。由于十二经脉在体内属络脏腑,在体外循行于全身,凡是四肢百骸、头面躯干、五官九窍(七窍加前后阴)等处无所不到,因此起了通达里外,将人体各部脏与脏、腑与腑、脏与腑、五官与内脏、四肢与躯干紧密地联缀在一起,组成一个上下左右,内外统一的有机活体的作用。

同时因为十二经脉各按其顺逆循行的方向彼此相接,组成了一个通连的径路。营卫气血等维持生命的基础物质就得借此而环流全身和温濡各部组织。其中五脏以阴经为主要营养系统,六腑以阳经为主要给养体系。因此《灵枢·脉度》说:"阴脉荣其脏,阳脉荣其腑,如环之无端,莫知其纪,终而复始。"

究竟营卫气血是什么东西?怎样在经脉内"如环无端,终而复始"的流行呢?要了解营卫气血的实质问题,除了"营卫生会"中告诉我们,营气和卫气同是水谷之气所变化而生的以外,《黄帝内经》中还告诉我们营气是一种比较精专的气,注入于经脉以后可变化而为血液,故循行于脉内,司营养的作用,是人体生存的根本。而卫气则是一种比较慓悍疾利的气,经脉不能阻遏,所以行于脉外而司保卫的作用。营卫和气血基本上是一致的,《难经·三十二难》说:“血为荣,气为卫,相随上下,谓之荣卫。”推送荣卫循行的动力,乃是呼吸的宗气。人一呼脉搏跳动二下,气行三寸,一吸脉搏也跳动二下,气行也是三寸,一呼一吸,脉动四下,气行六寸,这样就推动了营卫的循行。人体十二经和任督二脉、阴阳二蹻,共长十六丈二尺,所以呼吸二百七十次,气行全身一周,一昼夜呼吸一万三千五百次,营卫气血就循环五十周。但因营气和卫气一在脉内流行,一在脉外流行,故具体的通行径路是不同的。营气的循环,可分二个组成部分,第一部分,自中焦出发,循肺经注入手阳明大肠经,转辗传输,经脏腑经络,而到足厥阴肝经,从肝上注于肺,下入中焦,复出手太阴肺经,构成十二经的循环整体;另一部分,由肺上注喉咙,到达上腭内,是为任脉在颈上的一分段,再自喉入颃颡,出鼻窍、上额,过巅顶,下项沿脊柱,到尾骶部而为督脉部分,复过阴器,上沿脐腹,到达缺盆行于任脉的胸腹段,再上入肺,复合手太阴经,而构成任督二脉的循环(图 1)。这是营气循行的整个流注通路。

至于卫气,因为行于脉外,所以不随经脉顺逆的径路而流行。当黎明阴气消尽时,卫气出行于六阳经,自目内眦上行至头,下入足太阳经;其中散行的部分,别出于目锐眦而下手太阳经,同时也入足少阳经和手少阳经;散行的另一部分,出行至耳前合于足阳明循行在颔部的经脉而下入五趾间,并且从耳下,下入手阳明经。如此循环不息,计日行于阳经二十五周。到夜间自足阳明经入足心,注于足少阴经,而至肾脏,由肾注入心脏和手少阴经,再入肺脏和手太阴经,再入肝脏和足厥阴经,最后入注脾脏和足太阴经,复入于肾脏和足少阴经。如此循行不已,亦二十五周。到黎明阴尽时,沿阴蹻脉复会于目,再出行于阳,一昼夜也合为五十周(图 2)。

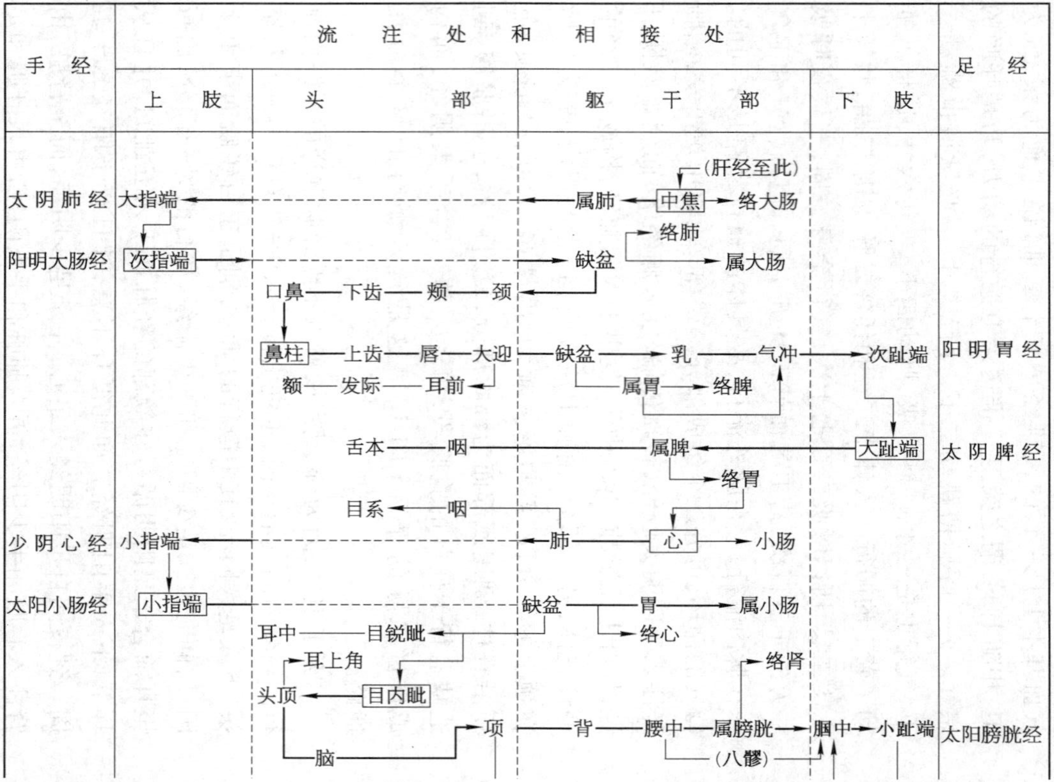
手 经
流 注 处 和 相 接 处
上 肢
头 部
躯 干 部
下 肢
足 经
太 阴 肺 经
大指端
属肺
中焦
络大肠
(肝经至此)
络肺
属大肠
阳明大肠经
次指端
缺盆
口鼻
下齿
颊
颈
鼻柱
上齿
唇
大迎
缺盆
乳
气冲
次趾端
阳 明 胃 经
额
发际
耳前
属胃
络脾
舌本
咽
属脾
大趾端
太 阴 脾 经
络胃
目系
咽
少 阴 心 经
小指端
肺
心
小肠
太阳小肠经
小指端
缺盆
胃
属小肠
耳中
目锐眦
络心
耳上角
头顶
目内眦
络肾
项
背
腰中
属膀胱
腘中
小趾端
太阳膀胱经
脑
(八髎)

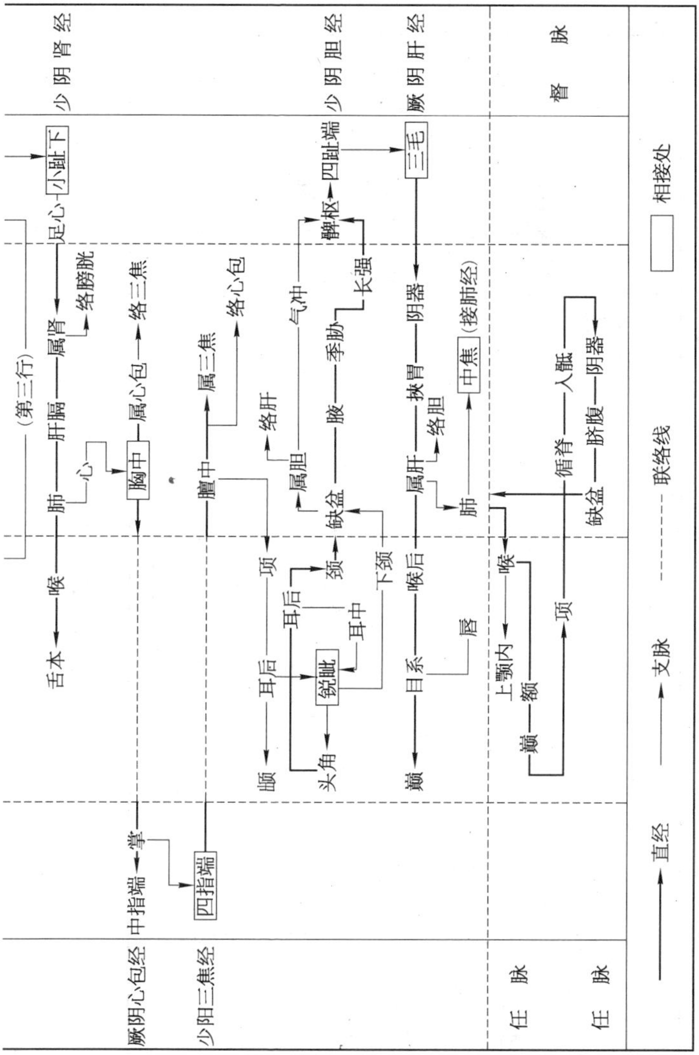

图1 营气流注示意图

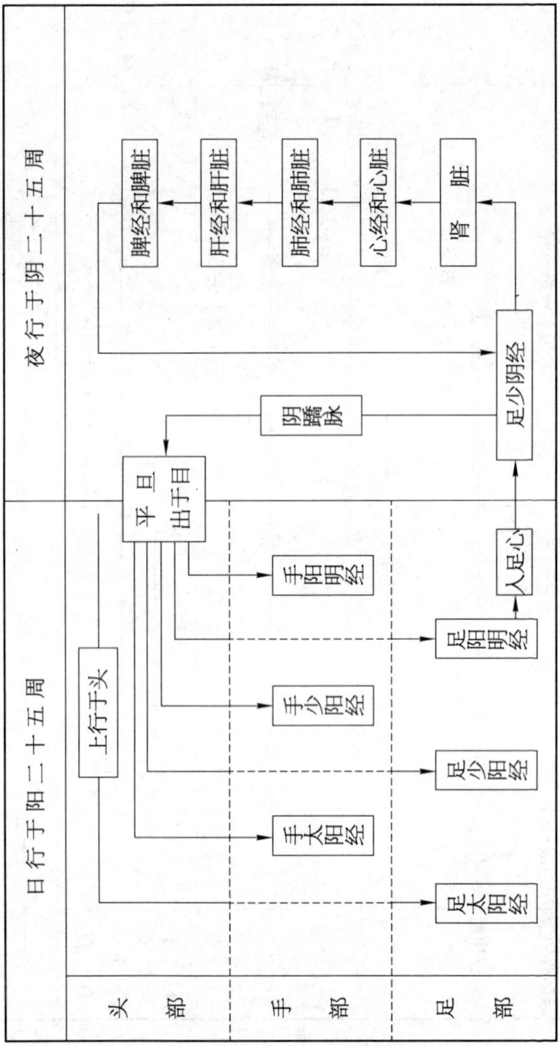
夜行于阴二十五周
日行于阳二十五周
头部
手部
足部
脾经和脾脏
肝经和肝脏
肺经和肺脏
心经和心脏
肾脏
足少阴经
阴蹻脉
平旦出于目
手阳明经
足阳明经
入足心
手少阳经
足少阳经
手太阳经
足太阳经
上行于头

图2 卫气循行示意图

营卫气血在经脉内外流行不息的生命现象，称为经气。但是谈到经气，还必须解释一下，《素问·离合真邪论篇》说："真气者，经气也。"所以经气也就是真气。对真气的意义，《灵枢·刺节真邪》解释说："真气者，所受于天，与谷气并而充身也。"故此"经气"除了代表经脉内外水谷所化的营卫之气，循环不息的现象外，实际上还意味着经脉本身的先天原气在内。

此外气血在十二经脉内盛衰的情形，如自然界的潮汐一样，各有一定的时候，古人在实践中体会到这点，于是又创立了一种十二经脉气血流注时刻的学说。其主要内容就是把十二经脉中气血盛衰的时间，配属十二地支，这种方法叫做纳支法，是子午流注学说的基础，各经纳支时刻参阅图3。

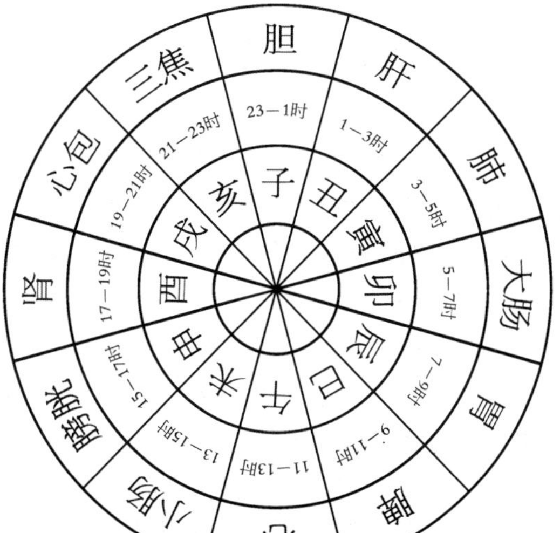
胆
23—1时
子
肝
1—3时
丑
肺
3—5时
寅
大肠
5—7时
卯
胃
7—9时
辰
脾
9—11时
巳
心
11—13时
午
小肠
13—15时
未
膀胱
15—17时
申
肾
17—19时
酉
心包
19—21时
戌
三焦
21—23时
亥

图3 十二经纳支图

必须明确地指出，这种纳支时刻只能代表某一经的气血在某一时刻最为旺盛,并不是说在其他时刻这一经中没有气血的意思。因为上面已经讲过,气血营卫一昼夜循环全身五十周,所以任何时刻,经脉中气血皆是充盈的。

又因为十二经脉所属的脏腑各有不同,其所秉受的气血也各有多少,结合循行的远近,所在的深浅,以及大小广狭等关系,比之地理上的十二条河流,就是“经水”,《灵枢·经水》有详尽的记载。经水在临床上的意义,古人用来决定各经针刺深浅、留捻息数和灸壮多少等问题。总的原则:凡气少的经脉不能针刺太深和攻泻过度,以免耗伤原气;血少的经脉,施灸时艾炷不宜过大,壮数不可太多,以防灼伤阴血;经脉循行远的,留针时间应该较久,反之就宜减少。但是这种方法,目前一般针灸医师都已不用,仅作为临床上的参考。具体操作,还是根据部位和疾病的情况来决定,较为妥当。

(六) 十二经脉的病理

各种疾病,都有虚实,经络当然也不例外。经络的实证,多由经脉之中为某些病邪所壅阻或某种原因引起经脉中气血不能和畅而致。例如外感六淫之邪,袭入经络;内因七情之郁,而致气滞脉闭;或者风痰入络,瘀血凝阻,以及经气厥逆等,皆可影响气血的通行,因之产生种种病态。虚症方面,多为经气虚陷,气血不足而成。致病原因,有由某一脏腑和经脉本身的原气不足,也可因为全身性气血衰枯,阳气脱陷而致。这种经络的虚实病理变化,如为单纯的经络病,在实证时沿经脉所过处会发生肿痛的症状,就是所谓“血伤为肿”“不通则痛”的缘故。虚证由于气血的不濡,往往局部会出现不仁不用的痿废现象,这就是因为营卫枯竭,“营气虚则不仁,卫气虚则不用”的道理。虽然如此,在临床上有时虚证也可由实证转化而成。例如风中经络,久而不除,气血受阻,筋骨皮肉无以为养,日久则成偏枯;他如痹症的后期，也常见筋肉削瘦，肢体痿废不用等，都是郁久成虚的例子。

经络中阴阳二气也可以有偏亢或偏衰的时候。阳亢的结果，则沿经络所过处就会发热，阴盛而阳衰，则和经络有关的部位会感觉发冷或寒慄。

至于经络和脏腑的病理关系，也是唇齿相连，相互影响的，应分两方面来叙述：① 当邪气内传脏腑时，经络居中，所以是传导的桥梁。《素问·皮部论篇》记载说："邪客于皮则腠理开，开则邪入客于络脉，络脉满，则注于经脉，经脉满，则入舍于府藏也。"可见自外而入内的病邪，欲内传脏腑，必先经过经络为之媒介，所以经络对内脏有传布病邪的作用。病邪内入，结果经脏同病，故《灵枢·经脉》记载的十二经病症候群中，往往经病兼有脏腑病症状。例如肺经有病，兼见肺胀喘咳，心经有病，常见心痛等。② 病邪的侵犯，有时并不一定由表及里，依次而传，也可直入脏腑发生病态，就是所谓"直中"。或者脏腑本身阴阳之气不调，也可以累及经络而发生疾病。因此《素问·藏气法时论篇》记载的五脏病中，和《灵枢·邪气藏府病形》记载的六腑病中，也都提到经病。例如：肝病者，两胁痛；心病者，胸中痛，胁下痛，两臂内痛；脾病者，腹满（《素问·藏气法时论篇》）；小肠病者，当耳前热；膀胱病者，肩上热等（《灵枢·邪气藏府病形篇》）都是明显的例子。

经络的病理，还和筋骨皮肉、五官七窍有关，这也是因为筋骨皮肉、五官七窍与经络相连，受经络中气血濡养之故。因此经病的结果，必然会影响所主各部同时出现变化。例如大肠经病的齿痛，大指、次指不用；脾经病的舌本强，足大趾不用；心经病的目黄，臑臂内后廉痛，掌中热等，皆足说明经病连累其他器官的必然趋势。

十二经脉之中的经气，在正常情况下应该是营卫相随，气血匀和，周而复始，如环无端地运行着的。但是一旦脉气变动,失掉常态,往往可以循经厥逆而上,结果气血乖错,营卫不行,从而发生种种病态,称为“厥症”。《灵枢·经脉》中记载了手少阴的臂厥、手太阴的臂厥、足太阳的踝厥、足阳明的骭厥、足少阳的阳厥、足少阳的骨厥等症状。《素问·厥论篇》也补充了十二经厥症的病状,都不能脱离经气拂逆,气血乖错的病理范围。

除了经脉的厥症外,十二经脉还有经气衰竭的时候,一旦某一经脉之气将绝,则随着经脉所联系的器官的功能也必然呈现衰竭。《灵枢·经脉》记载道:“手太阴气绝,则皮毛焦,太阴者,行气温于皮毛者也,故气不荣,则皮毛焦,皮毛焦,则津液去皮节,津液去皮节者,则爪枯毛折,毛折者,则毛先死……手少阴气绝,则脉不通,脉不通,则血不流,血不流,则髦色不泽,故其面黑如漆柴者,血先死……足太阴气绝者,则脉不荣肌肉,唇舌者,肌肉之本也,脉不荣则肌肉软,肌肉软,则舌萎人中满,人中满,则唇反,唇反者,肉先死……足少阴气绝,则骨枯,少阴者,冬脉也,伏行而濡骨髓者也,故骨不濡,则肉不能著也,骨肉不相亲,则肉软却,肉软却,故齿长而垢,发无泽,发无泽者,骨先死……足厥阴气绝,则筋绝,厥阴者,肝脉也,肝者,筋之合也,筋者,聚于阴器,而脉络于舌本也,故脉弗荣则筋急,筋急则引舌与卵,故唇青、舌卷、卵缩,则筋先死……”从上述五脏经脉经气垂绝的记载中,可以进一步证实某经气绝,则随着经脉所属的器官功能也将随之衰竭的病理联系。这是个别经脉的现象,已经够严重的了,若五阴六阳经气俱绝则必危在旦夕。《灵枢·经脉》也记载道:“五阴气俱绝,则目系转,转则目运,目运者,为志先死,志先死,则远一日半死矣,六阳气绝,则阴与阳相离,离则腠理发泄,绝汗乃出,故旦占夕死,夕占旦死。”五脏精气皆上注于目,五阴气绝,则目中之精气脱竭,发生目转眩黑,就是标志着五脏之志已死(按五志即心藏神、脾藏意、肝藏魂、肺藏魄、肾藏志),当然死期不会太远。六阳居表,五阴为里,阴阳之道,阳密乃固,六阳气绝，则阴津无所固摄，因此腠理开疏，绝汗自出，阳随阴走，当然死在顷刻了。这就是经气垂绝的病理情况。

再有一点，必须指出，就是《灵枢·经脉》所载十二经病中的“是动病”和“所生病”的意义。张志聪解释说：“是动者，病因于外，所生者，病因于内。”假使参考经络和脏腑的病理关系来领会，那么是动病，就是经脉先病，经病传脏；所生病则是内脏先病，脏病及经了。这种关系，在五脏经脉病候中表现得最为突出，后节各论中可以见到。还有一个突出的地方，是五脏经脉各主本脏的所生疾病，而六腑经脉却是主宰津液、血、筋、骨、气的所生病。因此六阳经脉的所生病中一般不见本腑的疾病症状，腧穴的主治性能，也是如此。

了解了上述病理关系后，则对经络疾病的分析和诊断皆能有所帮助，不致目迷五色，莫知所从了。

（七）十二经脉在临床上应用的价值

由于十二经脉各有表里脏腑相配，其脉四肢百骸、头面躯干无所不到，全身的腧穴大部分都附丽于十二经脉，所以不论在诊断与治疗上都有十分重要的价值。我们常常根据病变所在的部位，和出现反应的径路，作为诊断疾病和处方配穴的依据。中医的切诊也是经络的具体应用。并且由于腧穴是位在经脉上的反应点，而经络本身又是腧穴的连线，所以在治疗上，通过经络可以把针灸作用于腧穴的影响传导至内脏，从而发挥补虚泻实的效能，同时也可以将内脏的虚实病变通到经络反映到体表。因此经络在临床上不论对诊断和治疗，均有十分重要的价值。

诊断十二经脉的虚实，古人多以头项部的人迎脉和手腕部的寸口脉为依据。凡阴经的实症，寸口应大于人迎，阴经的虚症，寸口反小于人迎；阳经方面，实症时人迎应大于寸口，虚症时人迎反小于寸口。兹附表8。

表8　十二经脉虚实诊断表

经　　名	实　　症	虚　　症
手太阴肺经	寸口大三倍于人迎	寸口反小于人迎
手阳明大肠经	人迎大三倍于寸口	人迎反小于寸口
足阳明胃经	人迎大三倍于寸口	人迎反小于寸口
足太阴脾经	寸口大三倍于人迎	寸口反小于人迎
手少阴心经	寸口大再倍于人迎	寸口反小于人迎
手太阳小肠经	人迎大再倍于寸口	人迎反小于寸口
足太阳膀胱经	人迎大再倍于寸口	人迎反小于寸口
足少阴肾经	寸口大再倍于人迎	寸口反小于人迎
手厥阴心包经	寸口大一倍于人迎	寸口反小于人迎
手少阳三焦经	人迎大一倍于寸口	人迎反小于寸口
足少阳胆经	人迎大一倍于寸口	人迎反小于寸口
足厥阴肝经	寸口大一倍于人迎	寸口反小于人迎

在上表中同名的手足阴阳经脉，实证和虚证的病脉都是一样的，那么究竟应该如何去诊别手足同名经脉的疾病呢？对这问题，《灵枢·终始》中有进一步的解释。其文说："人迎一盛，病在足少阳，一盛而躁，病在手少阳；人迎二盛，病在足太阳，二盛而躁，病在手太阳；人迎三盛，病在足阳明，三盛而躁，病在手阳明……脉口（即寸口）一盛，病在足厥阴，厥阴一盛而躁，在手心主；脉口二盛，病在足少阴，二盛而躁，在手少阴；脉口三盛，病在足太阴，三盛而躁，在手太阴……"从上文中，我们可以看到，就是病在手经的脉象，必然比较躁劲有力，病在足经的应该比较沉静。据此，则手足同名经脉疾病的诊断，可以有所依据了。此外，若人迎脉超过三倍，大而且数的，称为"溢阳"，就是六经脉脉气有余到了顶点而泛溢格拒于外的意思；寸口脉超过三倍，大而且数的，称为"溢阴"，溢阴的

意思乃是六阴有余而达极顶，泛溢而关闭于内的现象。不论“溢阳”和“溢阴”统是严重的病脉，说明病者预后不良。若人迎和寸口都超过正常人的三倍，称为关格，是阴阳皆溢，阴气闭于内而阳气格于外，阴阳二气不能调和而相决离，当然是死期不远了。至于怎样才算正常的脉象？大家一定知道，一个正常的人，是阴阳平秘，六脉调和的，自然寸口和人迎应该大小相差不远。一般的情况，春夏阳气有余，人迎应微大于寸口；秋冬阴气方盛，人迎应微小于寸口。这也就是“终始”中所说的“脉口、人迎应四时”的关系。不过这种诊断经脉虚实的方法，近人也很少应用，本书并此介绍，备作大家研究。

此外十二经病常有相似的症状，必须予以鉴别。例如膀胱经病可有腰痛，肝经有病也见腰痛，初看似乎一样，但是细加鉴别则膀胱经的腰痛因由脉气厥逆，气血不和，脉道壅塞而致，所以多痛而不能转侧；而肝经的腰痛，则为肝病不能淫气于筋，腰腹部的筋肉，无阳气温养，故拘急而挛，必然不能俯仰，有“如张弓弩弦”的症状。再如肺经和肾经病同有喘症，可是肺经的喘乃是经气厥逆，肺气壅滞而成，所以必见膨膨喘满之状；但肾经的喘是肾虚不能纳摄肺气而致，故此多为逆气而喘，临床上若能结合病理，全面考虑，细加研究，则自然不难一一辨识，不致迷失诊断方向了。

（八）经脉的交叉和交会——会穴的意义

前面第一章经络的起源中已经讨论过，经络是古人从实践中归纳同类主治性能的腧穴逐渐形成的。在人体上，特别是头面躯干部的若干腧穴，往往不但能治疗本经的疾病，同时还能治疗其他经脉的疾病；在经脉感传的通路方面，针刺某一腧穴常可同时影响到几条经脉。这样就使古人联想到经脉在某些部位相互交叉和交会的情况，奠定了会穴的基础。所以某几经交会的腧穴，在主治中常常包括所有交会经脉的性能，故在临床工作中会穴的价值也特别重要。例如足太阴脾经的三阴交为足三阴之会,可以统治肝、脾、肾三经的疾病;督脉的大椎穴是手足三阳督脉之会,所以在一切阳热亢盛时,如发热病等都可取用此穴。这样的例子十分多,读者可在腧穴学各论中体会到,此闻不多赘述。

经脉的交叉和交会,在意义上是有所不同的。所谓交叉,是相交而贯过的意思,包含了两种情况:第一是虽然二脉相交而贯过,但是不在同一平面上,所以没有共同的腧穴,例如肝经和脾经在内踝七寸以上处相交叉,但是该部却没有二经共同的会穴;第二是两经在一个平面上交过,所以有其相交的穴点,例如手阳明大肠经之脉从下齿中出行,挟口上至督脉的人中穴处相交,左面的经脉行至右侧,右面的经脉行到左侧,就是一个典型的例子。至于交会,乃是两脉在同一个穴点上相会合,但是并不交过,仍旧回还而循行在同侧。一般的交会穴都属于此类性质。

十二经脉和奇经八脉之中,手三阴经都不别行和他经交会,所以也就没有共同的腧穴。其他足三阴经除交会于足部的三阴交外,还在少腹部的中极、关元二穴和任脉相交。足三阳经都起自头部,所以和督脉交会在巅顶的百会穴。还有督脉的大椎穴,是诸阳经之会。其他各经相互交叉的腧穴,几乎全身都有,但是以头部和躯干部为最多。据我们的统计全身共有交会穴 101 个,在后面附录中读者可以检得。由于经脉的这种互相交错互通经气的特性,故在临床上有些疾病施用巨刺法时可以左病取右,右病取左,在无病的健侧施治,也同样能够收到良好的效果,其理即和经脉的交叉和交会有关,后面的经脉各论中,读者可以自己体会。因此也可以说会穴的发现是经络学说和针灸技术的进一步提高,其重要性当可想见了。

(九)十二经脉的根结和标本

《灵枢·根结》说:"奇邪离经,不可胜数,不知根结……

不可复取。”奇邪就是指风寒暑湿燥火，一切不正之邪。这种外邪侵袭经络，可以发生千变万化、不可计数的疾病，在治疗时不知经络的所根所结，疾病就难以治愈。至于标本，《灵枢·卫气》中也记载说：“能知六经标本者，可以无惑于天下。”从这二段引文中，可知经脉的根结和标本，实在也是学习经络学说的要目之一。

根结和标本的意义：隋代杨上善认为根是本，结是系的意思；清代张志聪补充说：“根者，经气相合而始生，结者，经气相将而归结。”并说：“根结者，六气合六经之本标也。”所以经脉的标本和根结，其意义大致是相同的。

为了便于理解根结和标本的意义起见，此处对气血在经脉中流行的现象和脏腑及经脉的关系还需要补充叙述一下：前面已经说过，气血在经脉中流行是依靠宗气来推送的。同时也会提到，十二经脉之中气血的多少是各不相同的。为什么呢？这是因为气血的运行除了受宗气直接的推动外，还受着脏腑和经络本身的原气的影响之故。由于脏腑和经络禀受的先天原气各有不同，因此在同受宗气作用的条件下，气血才会有多少的差异。而脏腑和经络的原气，在生理和病理上又是相须相成紧密地配合的。临床上往往可以看到脏腑中气血发生偏盛或偏衰的时候，其所属的经络也会跟着个别地出现有余或不足的现象。这就是经络的原气必须禀受脏腑而生的证例。此时若通过针灸，在经络的腧穴部施以补泻，调整了经络的原气以后，就可以使气血恢复正常的状态，脏腑的疾病现象也得因而获治。由此可知脏腑气血的虚实也和经络的原气有关。这种脏腑和经络原气相通的作用，也可以从自然界天地交泰说来理解。天地的关系：天主施布，地主升发，有了从天下降的雨露，才会有从地上升的云霓；云升雨降，转相因果，土壤湿润，万物才能生长。人体也是一样，经络之气，必须禀脏腑之气而生，脏腑之气，也必须受经络之气而成。这样才能使气血运行不息，渗濡到全身各部去。但是经络是由四肢行向躯干内脏的，所以经络的原气也由四肢作用于躯干和内脏。前面也会讲过，经络本身的原气亦称经气。根结和标本就是指这种经气的所根和所结，本部和标部而言。此项学说在经络、腧穴、治疗等各方面都十分重要。兹列表如表9。

表9　三阴三阳经脉根结表

经名	根部	结部
太阳	至阴	命门(睛明)
阳明	厉兑	颡大(头维)
少阳	窍阴	窗笼(听宫)
太阴	隐白	太仓(中脘)
少阴	涌泉	廉泉
厥阴	大敦	玉英(玉堂)

上表所举的三阴三阳六经根结，是从《灵枢・根结》中摘出的。为何没有手三阴三阳在内呢？这个问题，张介宾解释道："万物之气，皆自地而升也……言足则通身上下经气皆尽，而手在其中矣，故不必言手也。"虽然如此，在《灵枢・卫气》记载的十二经标本中，还可互作参考。兹亦列于表10。

表10　十二经脉标本表

经名	本部		标部	
	部位	穴位	部位	穴位
足太阳	跟以上五寸中	疑是跗阳	命门	睛明
足少阳	窍阴之间	窍阴	窗笼	听宫
足阳明	厉兑	厉兑	人迎颊下，上挟颃颡	——
足少阴	内踝上下三寸中	疑是交信	背俞，舌下两脉	肾俞

（续表）

经名	本部		标部	
	部位	穴位	部位	穴位
足厥阴	行间上五寸所	疑是中封	背俞	肝俞
足太阴	中封前上四寸中	疑是三阴交	背俞与舌本	脾俞,廉泉
手太阳	外踝之外	养老	命门上一寸	——
手少阳	小指示指之间上二寸	液门	耳后上角下,外眦处	丝竹空
手阳阴	肘骨中上至别阳	曲池	颜下合并耳上	疑是头维
手太阴	寸口之中	太渊	腋内动脉	天府
手少阴	锐骨之端	神门	在背俞	心俞
手心包	掌后两筋之间二寸处	内关	腋下三寸	天池

[注] 以上穴位注解系以马元台《灵枢注证发微》为根据。

从上面十二经脉标本表中,可以看到:十二经脉的标本和根结其方向是完全一致的,都是由四肢行向躯干的。基于这种关系,所以经脉的原气也出自四肢末端而向躯干内脏渐行渐深,渐行渐大。若以此现象比之为流水,就是肘膝以下六十六只五腧穴的来由。《灵枢·九针十二原》所说的:"所出为井,所溜为荥,所注为腧,所行为经,所入为合。"也就是指此而言。

（十）六腑之合

《灵枢·邪气藏府病形》中黄帝问于歧伯说:"五脏六腑之气,荥输所入为合,令何道从入,入安连过,愿闻其故。"歧伯回答说:"此阳脉之别,入于内,属于腑者也。"在前节中会讲过脏腑和经络是互通原气,相互影响的,所以五脏六腑之气,皆须赖经脉之气传注于内才能产生。上文的所谓"荥输"

是泛指一切位在经络上的腧穴而言。腧穴是经气注输出入的处所,故六腑之合的意义就是经气所合入的地方。从歧伯的回答中可以进一步理解,六腑之合,还是阳经别入于内腑的部分。在上面十二经脉的标本表中可以查到,手足六阳经脉的标部皆在头面等外经分布的区域,其经气不直接注输于内腑。因此,《灵枢·邪气藏府病形》又说:“荥输治外经,合治内腑。”这就是手足六阳经脉之中,一般的腧穴只能治其外经所过处的疾病,治疗腑病必取六腑之合的理由。前面经脉的病理中所讲的六阳经脉的所生病中,不主本腑疾病的理由,也和此有关。

六腑的合穴,《灵枢·邪气藏府病形》记载如下:“胃合于三里,大肠合入于巨虚上廉,小肠合入于巨虚下廉,三焦合入于委阳,膀胱合入于委中央,胆合入于阳陵泉。”这六只合穴中,除了胃、胆、膀胱三腑其合穴和本经的合穴相符外,其他大肠、小肠合入于胃经,三焦合入于膀胱经,这三只穴位称为手三阳的下腧穴。

至于大肠、小肠、三焦的下腧穴皆在足经的道理,《灵枢·本输》说:“大肠、小肠皆属于胃,是足阳明也。”因为大肠、小肠皆承受从胃腑传化而入的水谷之气,在生理上有紧密的关系,所以其下腧皆胃经。三焦者,是中渎之腑,水道所出,属于膀胱,所以其下腧在于膀胱经。据此可见人体上的脏腑经络,其关系是十分细致和复杂的。

(十一) 经络和腧穴的主治关系

腧穴是位在经络上经气出入的点站,从经脉支而横出的络脉,也都自腧穴处别出。不论是外邪内传,由络而经,或是病由内生,先经后络,皆须以腧穴为传注的枢纽,所以其病理和治理皆和经络息息相关。除了腧穴的功能将在腧穴学中讨论外,此间对腧穴的主治功能和经络的关系,先分别论述如下。

1. 一般腧穴主治功能和经络的关系 所有的腧穴其主

治疾病的功能都不能脱离经络学说的范畴。其关系有下列四方面。

(1)根据每一经脉的病理关系而来:腧穴的主治功能,大部分是和经脉的是动病和所生病一致的。例如肺经的是动病有肺胀喘满等症,所生病中有咳而上气等症,所以本经十一只腧穴中差不多也均包括以上的主治功能。奇经八脉也是一样,例如阳维为病苦寒热,故阳维脉的大部分腧穴也都能治疗寒热交作的疾病。

(2)以交会的经脉为根据:前面也曾讲过,数经交会的腧穴,往往可以兼治数经的病。例如肩井穴属足少阳经,但是《寿世保元》记载可以治疗翻胃病,即因本穴是足少阳、阳明之会穴的缘故。再如手太阴肺经的中府穴,除了能治喘逆胸痛等肺脏病以外,还能配合意舍治疗胸满哽噎等因为脾气不舒而致的忧噎之类的疾病。这就是因为中府是手足太阴的交会穴之故。这样的例子很多,可于腧穴学中详细讲到。

(3)根据内脏及经络的表里阴阳和五行生克关系而来:这种关系的例子也很多。例如《标幽赋》记载:手阳明经的偏历穴有利尿和治疗大人水蛊的作用,就是由于肺和大肠为表里,肺为水之上源,有通调水道作用的关系。再如《百证赋》记载:补后溪、阴郄可以治疗盗汗不止。这种配穴的方法,一般适应于心气不足,不能固摄心液而致的盗汗证。阴郄是心经的郄穴,可以直接补益心气,这是毫无疑问的;后溪乃是手太阳小肠经的俞木穴,心和小肠为表里,同属火性的经脉,火虚补木穴(这是子母补泻配穴法,以后在治疗学中还要进一步讨论)。用后溪来加强阴郄的止汗作用,即是基于表里阴阳和五行生克的关系而来。

(4)腧穴的局部主治功能和经络的关系:腧穴的局部主治功能,也脱离不了经络学说的范围。例如:手阳阴大肠经的腧穴,其局部主治功能,可以分为四个部分来理解:第一,自商阳到曲池计11穴,都分布在肘以下,其经脉也行过手臂部,所以可治手臂病;第二,自肘髎到巨骨计五穴,也因经脉行过臂臑部而主治臂臑部病;第三,天鼎和迎香二穴,能治喉病,完全因为其脉上颈之故;第四,禾髎、迎香二穴,则因脉挟鼻孔而主治鼻病。这些都是和经脉的循行息息相关的。

2. 腧穴的主治总则和经络的关系　十二经脉所属的腧穴主治功能有一个总的原则,就是四肢部的腧穴可以治疗躯干病,而躯干部的腧穴却不能治疗四肢病。这种规律就是根据经络标本的关系而产生的。例如阳经的腧穴一般只能治疗外经病,不能治疗本腑病;阴经的腧穴,大都可治本脏疾病的原因,也是因为经络标本的影响而导致的。

二、各　论

(一) 手太阴肺经

［循行部位和经过腧穴］　本经自中焦约当胃脘处的中脘穴起始,下行联络大肠,上行的经脉,沿胃上下口贯穿膈膜,入属肺脏,上至喉部,再从喉部横行出中府(手足太阴之会),过云门而至腋下,沿上臂内侧,经天府、侠白,下入肘中的尺泽穴,行于前臂内侧,过孔最、列缺、经渠,至掌后高骨下缘,入寸口部的太渊穴,上拇指本节后的鱼际穴,从拇指爪甲内角处的少商穴出拇指尖端(图4,表11)。

另有一条支脉,从腕后列缺穴处分出,下沿示指内侧,出其端,和手阳明大肠经相接。

［生理］　本经是肺脏的经脉,多气少血,清晨3~5(寅)时,气血最盛。

［病理］　当肺脏的经脉脉气有所变动,经气失掉循脉顺向流行的常态,逆经厥上,致使肺气不能宣通,就会发生肺部膨膨胀满而咳嗽气喘,或者缺盆中疼痛,剧烈时患者常交叉两臂按住胸中,眼发花黑,此类症状称作"臂厥"。

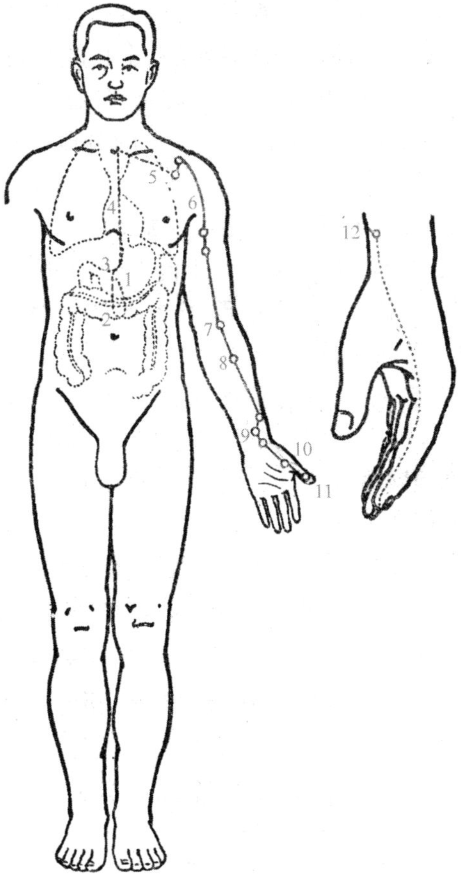

图4 手太阴肺经经脉循行示意图

1. 起于中焦；2. 下络大肠；3. 还循胃口；4. 上膈属肺；5. 从肺系横出腋下；6. 下循臑内，行少阴心主之前；7. 下肘中；8. 循臂内，上骨下廉；9. 入寸口；10. 上鱼，循鱼际；11. 出大指之端；12. 其支者，从腕后直出次指内廉，出其端。

本经是肺脏的经脉，所以主肺脏所生的疾病。其症为咳嗽上气而喘促，肺属金，肺病金不生水，阴虚火旺，故见口渴，心烦，这是属于肺脏的疾病。若脏病连经，病变的部位在本经中焦脉气出发处，则沿经脉循行所过的胃口、胸膈等部都可以受到影响，阻碍了气体的输化，结果发生胸部胀满而纳闷。或则病变在本经臑臂以下的部分，就有臑臂内侧前缘疼痛、厥冷等症状出现。病在本经别络直入掌中的分段，也可以发生掌心灼热。

如本经经气有余，属于邪盛的实症，就会肩背疼痛。如果是感受了风寒之邪，就可以发生汗自出等的外感中风病病理反应。肾经上入肺中，肺脏有邪，循经下传入肾，因此可以兼有小便次数增多而尿量减少。

若经气虚陷，也会有肩背疼痛，但是必兼有怕冷，或则呼吸短促，这是因为本经阳气衰少，肺气不足的缘故。肺虚子不能受母气，而致肾水也枯涸，膀胱虚热内郁，所以小溲黄而发红。①

［临床应用提示］ 本经在临床上多用来治疗喉、胸、肺部等处的器官病。有时在小便不利，或全身经络壅滞不通的情况下，也取用本经作为助治，可以有通利水道，宣行气血的功效。在诊断上，本经寸口部的动脉，中医用来诊察五脏六腑的疾病。

表11 本经循行所过腧穴表

项目	本经所属的腧穴	本经和他经交会的腧穴	他经和本经交会的腧穴
腧穴名	中府、云门、天府、侠白、尺泽、孔最、列缺、经渠、太渊、鱼际、少商	中府	
合计	左右各11穴	1穴	

① 《灵枢·经脉》云：是动则病肺胀满，膨膨而喘咳，缺盆中痛，甚则交两手而瞀，此为臂厥。是主肺所生病者，咳上气，喘渴烦心，胸满，臑臂内前廉痛厥，掌中热。气盛有余则肩背痛，风寒汗出中风，小便数而欠。气虚则肩背痛、寒，少气不足以息，溺色变。

（二）手阳明大肠经

［循行部位和经过腧穴］ 本经起于示指端，和手太阴肺经的支脉相接，自爪甲角内缘的商阳穴，沿示指内侧，过二间、三间，出第1、第2掌骨之间的合谷穴，直上经过拇指后两筋之中的阳溪穴，沿前臂上行，过偏历、温溜、下廉、上廉、手三里，入肘外侧的曲池穴，经肘髎，沿上臂外侧前缘，历五里、臂臑（手阳明、阳维之会）络入手少阳三焦经的臑会穴，上至肩部，过肩髃（手阳明、阳蹻之会），沿肩峰后缘上行经巨骨（手阳明、阳蹻之会），折至手太阳经的秉风穴（手阳明、手太阳、手足少阳之会），行至柱骨端督脉的大椎（手足三阳、督脉之会）和诸阳经相会，再前行出缺盆，下络肺脏，贯穿膈膜，到天枢附近入属大肠；另一条经脉，从缺盆上行，经过颈部的天鼎、扶突，上贯面颊，入下齿中，再复出行，绕过口吻，经足阳明的地仓（手足阳明、蹻脉之会），在督脉的水沟穴（督脉、手足阳明之会）处左右交贯至对侧鼻孔部，经禾髎、迎香（手足阳明之会），而接足阳明经（图5，表12）。

本经脉气还旁行出足阳明经的巨髎穴（手足阳明、蹻脉之会），上到足少阳的阳白穴（手足阳明、手足少阳、阳维之会）而与手足少阳、足阳明、阳维相会。

［生理］ 本经是大肠腑的经脉，多气多血，清晨5～7（卯）时气血最盛。

［病理］ 本经脉气有所变动，壅滞不通，在经脉循行所到处的下齿中可以发生疼痛，颈部常见肿大。

本腑大肠与肺为表里，肺主气，而津液由气所化，故本经主津液所生的疾病。若热郁大肠，津液内伤，则循脉所过处，可见眼睛发黄，口中干燥，喉中作痛，鼻中流涕出血等症。

本经经气有余时，阳气胜阴，在经脉所过处就会发热，邪气壅盛，则又能发肿。

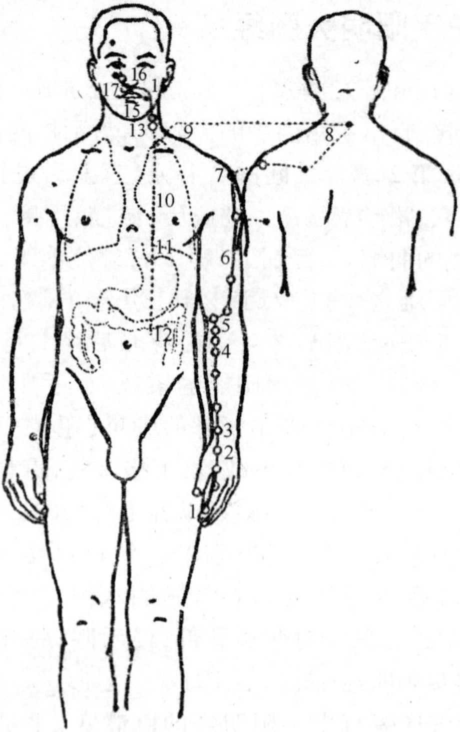

图5　手阳明大肠经经脉循行示意图

1. 起于拇指示指之端,循指上廉;2. 出合谷两骨之间;3. 上入两筋之中;4. 循臂上廉;5. 入肘外廉;6. 上臑外前廉;7. 上肩出髃骨之前廉;8. 上出于柱骨之会上;9. 下入缺盆;10. 络肺;11. 下膈;12. 属大肠;13. 其支者,从缺盆上颈;14. 贯颊;15. 入下齿中;16. 还出挟口,交人中,左之右,右之左;17. 上挟鼻孔。

如经气不足,则因本经与肺为表里,主一身皮毛之表,阳明表阳虚陷,所以多见发冷战抖,难以回复。①

① 《灵枢·经脉》云:是动则病齿痛,颈肿。是主津液所生病者,目黄,口干,鼽衄,喉痹,肩前隐痛,大指、次指不用。气有余则当脉所过者热肿。虚则寒慄不复。

［临床应用提示］　本经在临床上主要以治疗头、项、眼、耳、鼻、咽等部器官病和发热病，有解表退热的作用。

表 12　本经循行所过腧穴表

项目	本经所属的腧穴	本经和他经交会的腧穴	他经和本经交会的腧穴
腧穴名	商阳、二间、三间、合谷、阳溪、偏历、温溜、下廉、上廉、手三里、曲池、肘髎、五里、臂臑、肩髃、巨骨、天鼎、扶突、禾髎、迎香	臂臑、肩髃、巨骨、迎香	秉风、大椎、地仓、水沟、巨髎、阳白
合计	左右各 20 穴	4 穴	6 穴

（三）足阳明胃经

［循行部位和经过腧穴］　本经自鼻两旁手阳明的终穴迎香处发起，上至鼻根部，左右相交，经过足太阳经的睛明穴（手足太阳、足阳明、阴阳二蹻五脉之会），下沿鼻外侧，过承泣（足阳明、阳蹻、任脉之会）、四白、巨髎（手足阳明、阳蹻之会）而入上齿中，出督脉的水沟穴（督脉、手足阳明之会）、龈交穴（督脉、足阳明之会）环行口吻两旁，经地仓（手足阳明、阳蹻之会）经过唇下，至任脉的承浆穴（任脉、足阳明之会）左右相交，退沿腮下后方，出大迎，过颊车，上到耳前的下关穴（足阳明、足少阳之会），又经足少阳的客主人（手足少阳、手足阳明之会），沿发际，历经足少阳的悬厘、悬颅、颔厌（均为手足少阳、足阳明之会）三穴，而到头维穴（足少阳、足阳明之会）折下眉上足少阳的阳白穴（手足阳明、手足少阳、阳维之会），至督脉的神庭穴（督脉、足太阳、足阳明之会）。

另一支脉，从大迎前直下人迎（足少阴、足阳明之会），经喉咙，历水突、气舍，折后经足少阳的肩井穴（手足少阳、足阳明、阳维之会）而到督脉的大椎穴（督脉、手足三阳之会）前行过缺盆穴，下贯膈膜，当任脉的上脘（任脉、足阳明、手太阴之会）、中脘（手太阳、手少阳、足阳明、任脉之会）入属胃腑，联络脾脏。

其直行的那条经脉，从缺盆下行经气户、库房、屋翳、膺窗等穴，直下乳部的乳中、乳根穴，折向距任脉两旁二寸处，经过不容、承满、梁门、关门、太乙、滑肉门五穴，下挟脐旁，历天枢、外陵、大巨、水道、归来诸穴而入气冲中。

另一支脉，从胃下口，约当下脘处发出，循行腹里，到气冲中和前面直行的经脉相合，由此下行到股前侧，经髀关、伏兔、阴市、梁丘到膝盖部，过犊鼻、沿胫骨外缘，历足三里、上巨虚、条口、下巨虚、丰隆、解溪，下入足背部的冲阳穴，经陷谷，入中趾内侧，过内庭至次趾外侧的厉兑穴；另一支脉，自膝下三寸（足三里）处发出，别行到足中趾外侧；又一支脉，从足部（冲阳）起始，斜出足厥阴的外侧，沿拇趾出其端，和足太阴相接（图6，表13）。

［生理］ 本经是胃府的经脉，多气多血，上午7～9（辰）时气血最盛。

［病理］ 当本经的脉气有所变动，阳虚，不能胜阴，故可见怕冷而振抖，胃属土，土虚水反侮之，肾脏的作用因此偏胜，肾主欠、主呻，在五色中属黑色，所以病者时作呵欠，频频呻吟、面黑，此皆本经虚寒的症状。若阳气有余，会怕人和火。木克土，致土畏之，所以听到一切从木器发出的声音，或者五音中的“角”声，患者就会惊怕、心跳。但是如果阳尽转阴，因为阴气好静，患者又会喜欢独自一人关闭了门户居住。在阳热极盛时，患者会爬到高处去唱歌，脱衣乱跑，就是狂症。

假使厥气逆脉，腹部的气机失于运化，也可以发生腹胀鸣响，这些症状，统称“骭厥”。

胃为水谷之海，主生营血，胃腑有病，则营血不生，所以本经是主血所生的疾病。若本经阳气有余，并入于阴，就会发

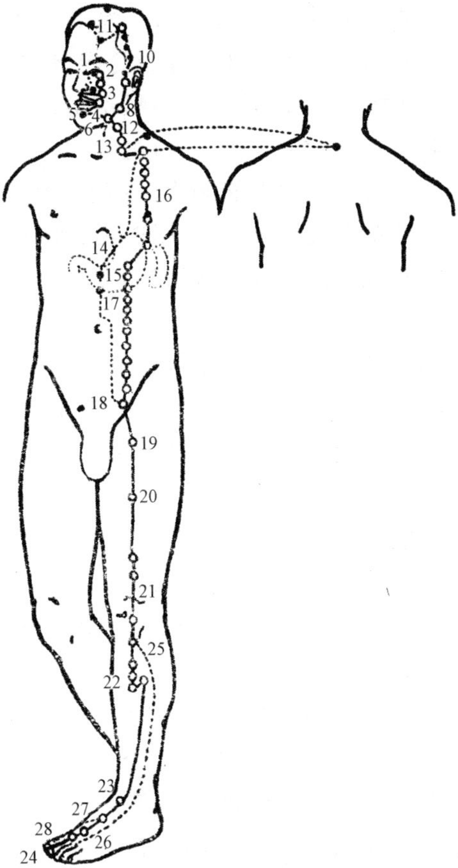

图6 足阳明肾经经脉循行示意图

1. 起于鼻之交頞中，旁纳太阳之脉；2. 下循鼻外；3. 入上齿中；4. 还出挟口，环唇；5. 下交承浆；6. 却循颐后下廉；7. 出大迎；8. 循颊车；9. 上耳前，过客主人；10. 循发际；11. 至额颅；12. 其支者，从大迎前，下人迎，循喉咙；13. 入缺盆；14. 下膈；15. 属胃，络脾；16. 其直者，从缺盆下乳内廉，下挟脐，入气街中；17. 其支者，起于胃口，下腹里；18. 下至气街而合；19. 以下髀关；20. 抵伏兔；21. 下膝膑中；22. 下循胫外廉；23. 下足跗；24. 入中趾内间；25. 其支者，下膝三寸而别；26. 下入中趾外间；27. 其支者，别跗上；28. 入大趾间，出其端。

狂，风邪袭入，会发疟疾，温气淫佚，则汗自出，这些都是阳明经病的全身症状。本经之脉，起于鼻根部，挟口环唇；其中有一条支脉从大迎前面下至人迎喉部而入缺盆，所以也可以发生鼻流清涕、鼻中出血、口角歪斜、口唇干疮、颈肿、喉痹等症，胃居中焦，土虚不能制水，关门不利，水气渗溢经络，浸渍脏腑，则成臌胀或水肿病。或在经脉所经过处的胸部、乳部、气街部、股部、胫骨外侧、足背上皆痛，足中趾不能运用。

本经经气有余的实症，因为阳气过盛，在胸腹部经脉所过处会发热。胃气盛实，就会消化增强，常觉饥饿。小肠者，受盛之官，受胃气而化之，是泌别清浊之所；胃气有余，则便是火，传邪于小肠，故小便颜色发黄。

经气不足，阴气胜阳，则胸腹部冷而战慄。如胃中阳虚，水谷之气不化，停滞中焦，则可发生胀满的疾病。①

［临床应用提示］　本经在临床上可以用来治疗头部、面部、鼻部、齿部和喉部等处的疾患，也可以治疗脑病、肠胃病和发高热。又因为本腑合于足三里穴，胃是水谷之海，五脏六腑都秉受胃气以为营养，腑病取合，所以在临床上对体弱、气血不足的患者，都需要调补本经。此外，大肠合于上巨虚，小肠合于下巨虚，所以本经还可以用来治疗大小肠的腑病。

在诊断上，中医用诊察本经在足背部的冲阳脉作为疾病预后的根据，若冲阳脉绝，就是胃气已败，必死无疑。

---

①《灵枢·经脉》云：是动则病洒洒振寒，善呻，数欠，颜黑。病至则恶人与火，闻木声则惕然而惊，心欲动，独闭户塞牖而处，甚则欲上高而歌，弃衣而走，贲响腹胀，是为骭厥。是主血所生病者，狂、疟、温淫、汗出、鼽衄、口歪、唇胗，颈肿、喉痹、大腹水肿，膝膑肿痛，循膺、乳、气冲、股伏兔、骭外廉、足跗上皆痛，中趾不用。气盛则身以前皆热，其有余于胃，则消谷善饥，溺色黄。气不足则身以前皆寒慄，胃中寒则胀满。

表 13　本经循行所过腧穴表

项目	本经所属的腧穴	本经和他经交会的腧穴	他经和本经交会的腧穴
腧穴名	承泣、四白、巨髎、地仓、头维、下关、颊车、大迎、人迎、水突、气舍、缺盆、气户、库房、屋翳、膺窗、乳中、乳根、不容、承满、梁门、关门、太乙、滑肉门、天枢、外陵、大巨、水道、归来、气冲、髀关、伏兔、阴市、梁丘、犊鼻、足三里、上巨虚、条口、下巨虚、丰隆、解溪、冲阳、陷谷、内庭、厉兑	承泣、巨髎、地仓、下关、头维、人迎、气冲	上脘、中脘、承浆、百会、龈交、水沟、神庭、迎香、睛明、上关、悬厘、悬颅、颔厌、阳台
合计	左右各 45 穴	7 穴	14 穴

（四）足太阴脾经

［循行部位和经过腧穴］　本经自足拇趾内侧起始，和足阳明相接，过隐白穴，沿拇趾内侧的赤白肉际，过大都、太白，经公孙，上至内踝前方的商丘穴，在三阴交处和足厥阴、少阴交会，上腿肚，沿胫骨内侧后缘，自漏谷上行交贯出于足厥阴之前，经地机、阴陵泉而到达膝内侧，过血海、箕门自股内侧上入腹部，经冲门（足太阴、足厥阴之会）、府舍（足太阴、足厥阴、阴维之会）折向任脉的中极、关元（均为任脉、足三阴之会），再出沿腹结、大横（足太阴、阴维之会），经任脉的下脘（足太阴、任脉之会）而回腹哀穴（足太阴、阴维之会）分为两支，一支经足少阳的日月穴（足太阴、足少阳、阳维之会）、足厥阴的期门穴（足太阴、足厥阴、阴维之会），而折入下脘（足太阴、任脉之会）入属脾脏，联络胃腑；另一支直上膈膜，过食窦、天溪、胸乡、周荣而折向下行，络出大包穴处，再从周荣穴上出于手太阴的中府穴（手足太阴之会），挟咽两旁，连系舌根，散布舌下；另有一支（就是从腹哀分出的第一支）从胃腑中脘穴处起行，别上膈膜，注于任脉的膻中穴（足太阴、足少阴、手太阳、手

少阳、任脉之会)，入心脏和手少阴经相接(图7，表14)。

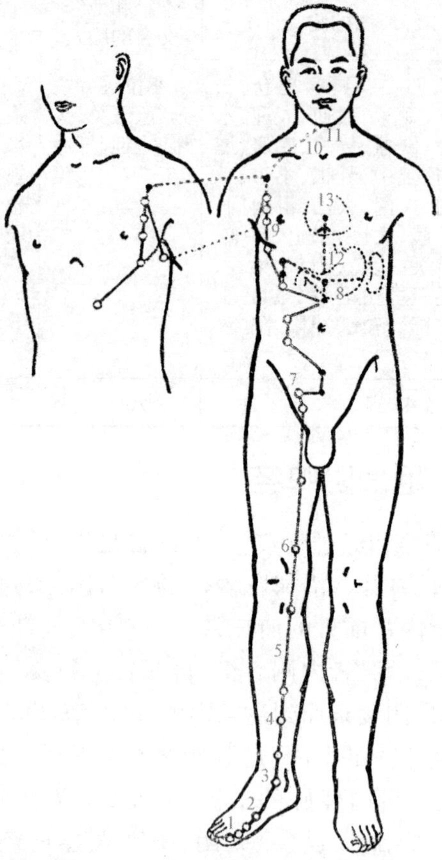

图7 足太阴脾经经脉循行示意图

1. 起于大趾之端，循趾内侧白肉际；2. 过核骨后；3. 上内踝前廉；4. 上腨内；5. 循胫骨后，交出厥阴之前；6. 上膝股内前廉；7. 入腹；8. 属脾，络胃；9. 上膈；10. 挟咽；11. 连舌本，散舌下；12. 其支者，复从胃，别上膈；13. 注心中。

［生理］ 本经是脾脏的经脉，多气少血，上午9～11(巳)时气血最盛。

［病理］ 当本经的脉气有所变动时，脾气营运不到舌下，舌根常现强硬。经病连脏，则脾不输化，吃下去东西就会要呕吐，胃脘部常常疼痛、腹胀、嗳气，如果解了大便或放出矢气后，郁气得以排泄，立刻就会感到舒快。若脾虚而土德不彰，湿邪乘之，全身四肢会感觉十分沉重。

本经属于脾脏，故主脾脏的疾病。如脏病连经，则舌根部会发生疼痛，身体沉重到不能动摇，食物吃不下去，这些症状显然比前者更重了。若受病的经脉在从胃发起注入心中的那段，也可有烦心、心痛等症状。倘脾家虚寒，大便多见溏薄，脾气积滞，多患痢疾，脾虚土不能制水，水闭于内，则不能输化和排泄。本经经、脏郁热，土色外现，就是黄疸。脾气不运，水谷不化，胃不和，则患者不能安卧，如勉强患者站立，沿股膝内侧经脉所过处会发生肿而厥冷，足拇趾不能运用。①

［临床应用提示］ 本经以治疗肠胃疾患为主，凡食不消化，除取胃经穴位外，必再配用本经的穴位如公孙等，才能加强疗效。他如一切湿症和妇科的血证，小便不利等，本经都有治疗作用。

表 14 本经循行所过腧穴表

项目	本经所属的腧穴	本经和他经交会的腧穴	他经和本经交会的腧穴
腧穴名	隐白、大都、太白、公孙、商丘、三阴交、漏谷、地机、阴陵泉、血海、箕门、冲门、府舍、腹结、大横、腹哀、食窦、天溪、胸乡、周荣、大包	三阴交、冲门、府舍、大横、腹哀	中极、关元、下脘、膻中、日月、期门、中府
合计	左右各 21 穴	5 穴	7 穴

① 《灵枢·经脉》云：是动则病舌本强，食则呕，胃脘痛，腹胀，善噫，得后与气，则快然如衰，身体皆重，是主脾所生病者，舌本痛，体不能动摇，食不下，烦心，心下急痛，溏，瘕泄，水闭，黄疸，不能卧，强立股膝内肿厥，足大趾不用。

(五) 手少阴心经

[循行部位和经过腧穴] 本经自心脏内起始,和脾经入心的支脉相接,出行于附属心脏的脉络系统,下贯膈膜,联络小肠;其中分出的一支,从心脏的脉络系统上挟咽部,入系眼球连脑处的脉络;直行的一支,亦从心脏的脉络系统起始,上至肺脏,横出腋下,到极泉穴,下沿臂臑内侧后方,行于手太阴肺经和手厥阴心包经的后面,经青灵,到肘内的少海穴,沿前臂内侧后方,过灵道、通里到掌后内侧高骨处的阴郄、神门,入掌内经少府,沿小指内侧出爪甲内角处的少冲穴,和手太阳小肠经相接(图8,表15)。

[生理] 本经属心脏的经脉,少血多气,中午11~13(午)时气血最盛。

[病理] 当本经脉气有所变动,臂部经气厥逆上行,而致咽喉部的本经经脉壅滞不通,就会发生咽痛,心气太盛,火伤津液,就会口渴而要饮水,这些症状,叫做臂厥。

本经属于心脏,所以主心脏的疾病。但是心不受邪,心伤则神去而死,故以外经病为主。经病的结果,则沿经脉所过处眼珠发黄,胁肋疼痛,臑臂内侧后缘痛而厥冷,掌中发热灼痛。①

[临床应用提示] 本经在临床上主要用来治疗心脏和胸中的疾病。又因为心藏神,所以一切神志方面的疾病也都用本经的腧穴来治疗。在心阳亢进,心火炎盛的病例中,本经可起泻火安神的作用。心气不足的时候,也可用本经来补益心阳。

① 《灵枢·经脉》云:是动则病嗌干,心痛,渴而欲饮,是为臂厥。是主心所生病者,目黄,胁痛,臑臂内后廉痛厥,掌中热痛。

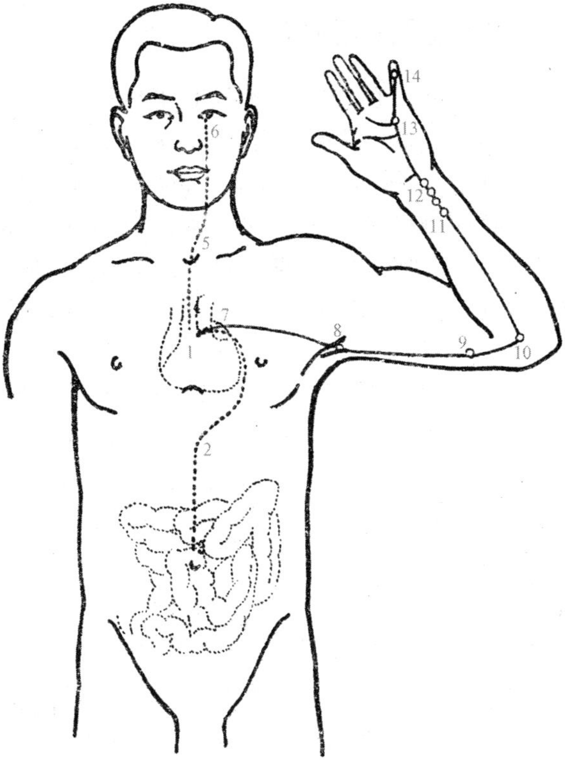

图8 手少阴心经经脉循行示意图

1. 起于心中,出属心系;2. 下膈;3. 络小肠;4. 其支者,从心系;5. 上挟咽;6. 系目系;7. 其直者,复从心系,却上肺;8. 下出腋下;9. 下循臑内后廉,行手太阴心主之后;10. 下肘内;11. 循臂内后廉;12. 抵掌后锐骨之端;13. 入掌内后廉;14. 循小指之内,出其端。

表15 本经循行所过腧穴表

项目	本经所属的腧穴	本经和他经交会的腧穴	他经和本经交会的腧穴
腧穴名	极泉、青灵、少海、灵道、通里、阴郄、神门、少府、少冲		
合计	左右各9穴		

（六）手太阳小肠经

［循行部位和经过腧穴］ 本经起于小指外侧端的少泽穴，和手少阴心经相接，沿手外侧，过前谷、后溪，上腕部，历腕骨、阳谷，出行到腕后锐骨处的养老穴，直行沿前臂骨的下方，上过支正，到肘内侧两骨髁之间的小海穴，沿臂臑外侧后方，出肩后骨缝处的肩贞穴，过臑俞穴（手太阳、阳维、阳蹻之会），绕行肩胛骨，历天宗、秉风穴（手阳明、手太阳、手足少阳之会）、曲垣穴，至足太阳的附分穴（手足太阳之会），再过本经的肩外俞，至足太阳的大杼穴（手足太阳、手足少阳之会），折回肩中俞而至督脉的大椎穴（督脉、手足三阳之会），前行入缺盆，联络心脏于任脉的膻中穴（任脉、足少阴、足太阴、手少阳、手太阳之会），沿食管下穿膈膜，到胃腑和任脉相会于上脘（任脉、手太阳、足阳明之会）、中脘（手太阳、手少阳、足阳明、任脉之会），在脐上一寸处入属小肠；另有一支，从缺盆沿颈过天窗、天容上颊部，到目外眦处足少阳的瞳子髎（手足少阳、手太阳之会），退经手少阳的和髎穴（手足少阳、手太阳之会），经听宫（手足少阳、手太阳之会）而入耳中，折至耳上角手少阳的角孙穴（手足少阳、手太阳之会）（图9，表16）。

另一支脉，从颊部上行，经过眼眶下，到鼻部，抵目内眦，到足太阳的睛明穴（手足太阳、足阳明、阴阳二蹻之会）和足太阳经相接，而斜行到颧髎穴（手少阳、手太阳之会）。

［生理］ 本经属于小肠腑的经脉，多血少气，午后13～15（未）时，气血最盛。

［病理］ 当本经的经气有所变动，壅滞不通时，就会在经脉所过处的咽部感觉疼痛，颔部发肿，颈不可以左右转侧，肩部如被人拔折一样，臑部好象折断似的剧痛。

本腑小肠，有消化水谷之精微，泌别清浊的作用，所以本经主液所生的疾病。若经脉受累，就会出现耳聋，眼珠发黄，颊肿，沿颈部、颔部、肩、臑、肘、臂外侧后缘部等处凡经脉所过者都觉疼痛。①

［临床应用提示］　本经治疗范围，以经脉所到处的耳、眼、头、项、喉等部的疾病为主。又以本经主人身的体液，所以在肘以下的腧穴一般有发汗解热的作用。同时因为乳汁也是体液所化，临床上可取本经的少泽穴配用气会（膻中）有催乳的作用。

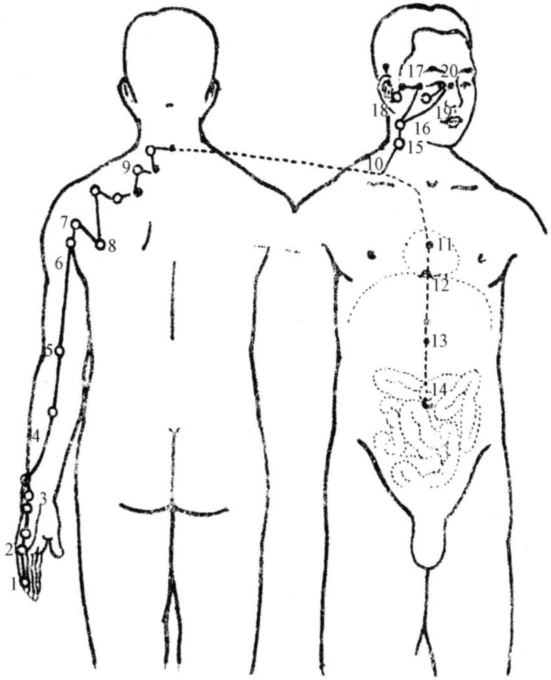

图 9　手太阳小肠经经脉循行示意图

1. 起于小指之端；2. 循手外侧上腕；3. 出踝中；4. 直上循臂骨下廉；5. 出肘内侧两筋之间；6. 上循臑外后廉；7. 出肩解；8. 绕肩胛；9. 交肩上；10. 入缺盆；11. 络心；12. 循咽下膈；13. 抵胃；14. 属小肠；15. 其支者，从缺盆循颈；16. 上颊；17. 至目锐眦；18. 却入耳中；19. 其支者，别颊上颇，抵鼻；20. 至目内眦，斜络于颧。

① 《灵枢·经脉》云：是动则病嗌痛，颔肿，不可以顾，肩似拔，臑似折。是主液所生病者，耳聋，目黄，颊肿，颈、颔、肩、臑、肘臂外后廉痛。

表16 本经循行所过腧穴表

项目	本经所属的腧穴	本经和他经交会的腧穴	他经和本经交会的腧穴
腧穴名	少泽、前谷、后溪、腕骨、阳谷、养老、支正、小海、肩贞、臑俞、天宗、秉风、曲垣、肩外俞、肩中俞、天窗、天容、颧髎、听宫	臑俞、秉风、颧髎、听宫	附分、大杼、大椎、睛明、瞳子髎、角孙、和髎、膻中、上脘、中脘
合计	左右各19穴	4穴	10穴

(七)足太阳膀胱经

[循行部位和经过腧穴] 本经起于目内眦的睛明穴(手足太阳、足阳明、阴阳二蹻之会),上过攒竹,到督脉的神庭穴(足太阳、督脉之会),折回眉冲,经曲差、五处、承光、通天等穴,上至巅顶,左右相交于督脉的百会(督脉、足太阳之会);其中一条支脉,从巅顶到耳上角,过足少阳的曲鬓、率谷、天冲、浮白(均为足少阳、太阳之会)、窍阴(手足少阳、足太阳之会)而至于完骨穴(足少阳、足太阳之会)。

直行的经脉,从通天后行,历络却、玉枕,在督脉的脑户穴处(督脉、足太阳之会)入络于脑,再出经督脉的风府(足太阳、督脉、阳维之会),别行到项部,经天柱而下至督脉的大椎穴和手足诸阳经相会,再过督脉的陶道(督脉、足太阳之会),折回本经,沿肩膊内侧,挟脊两旁,历大杼(手足太阳、少阳之会)、风门(督脉、足太阳之会)、肺俞、厥阴俞、心俞、督俞、膈俞、肝俞、胆俞、脾俞、胃俞、三焦俞而到腰中,于肾俞处入络肾脏,下属膀胱,再下行经气海俞、大肠俞、关元俞、小肠俞、膀胱俞、中膂俞、白环俞而为背部的第二行腧穴。

其中一条支脉,从腰中下行,挟脊两旁,过上髎、次髎、中髎(足厥阴、足少阳之所结会)、下髎、会阳等穴,贯穿臀部,过承扶、殷门、浮郄、委阳,入腘中的委中穴。

另一支脉,自天柱穴下行,从膊内侧左右,通过肩胛,沿脊柱两旁三寸处，经附分（手足太阳之会），历魄户、膏肓、神堂、譩譆、膈关、魂门、阳纲、意舍、胃仓、肓门、志室、胞肓、秩边等，经过髀枢，和足少阳经交会在环跳穴（足太阳、足少阳之会），下沿股外侧的后缘，到膝腘部和前面的那支合于委中穴，下行经合阳穴，贯穿腿肚，过承筋、承山、飞扬，而至附阳（阳蹻之郄）和阳蹻脉相交，下行到外踝后的昆仑穴，经仆参（足太阳、阳维之会）而上到外踝下的申脉穴（阳蹻脉脉气之所发），过金门（阳维脉脉气之所发），沿京骨、束骨、足通谷到小趾外侧端的至阴穴和足少阴经相接（图10，表17）。

［生理］　本经属于膀胱腑的经脉，多血少气，下午15～17（申）时气血最盛。

［病理］　当本经的经气发生变动时，自外踝逆经厥上，阻塞了经气的流通，可见气冲头顶作痛，眼珠如要说出来似的疼痛，项部象被拔折一样，脊柱痛，腰部如折断样的痛而不能转侧，股关节不能屈曲，膝腘部如被绳索扎结，强硬而运动不利，小腿肚如撕裂似地疼痛，这叫"踝厥"。

太阳之气，生于本腑膀胱，而为诸阳主气。阳气者，柔则养筋，所以本经主筋所生的疾病。若经脉受病可生痔疾，邪在太阳，可发疟疾，邪入阳分，以致为狂、为癫。或循经脉所过，头项部痛，眼珠发黄，流泪，流清涕，出鼻血，项、背、腰、尻、腘、踹、脚都疼痛，足小趾不能运用。①

［临床应用提示］　本经可以治疗眼、鼻、头、项、腰、背、后阴等处的局部疾病，还可以治疗疟疾、发热等全身病。因为本腑膀胱合入于委中，三焦属于膀胱合入于委阳，上二穴可以治疗膀胱和三焦的病；所以本经在膀胱和三焦腑病时，需要取用。在临床应用上最重要的是背部第二行的五脏六腑俞穴，

① 《灵枢·经脉》云：是动则病冲头痛，目似脱，项如拔，脊痛，腰似折，髀不可以曲，腘如结，踹如裂，是为踝厥。是主筋所生病者，痔、疟、狂、癫疾，头囟项痛，目黄，泪出，鼽衄，项、腰、背、尻、腘、踹、脚皆痛，小趾不用。

对各所主的脏腑疾病，或和脏腑病理、生理有关的疾病皆可应用。第三行的腧穴也和脏腑经气相连，所以作用和第二行各脏腑的腧穴基本相似。

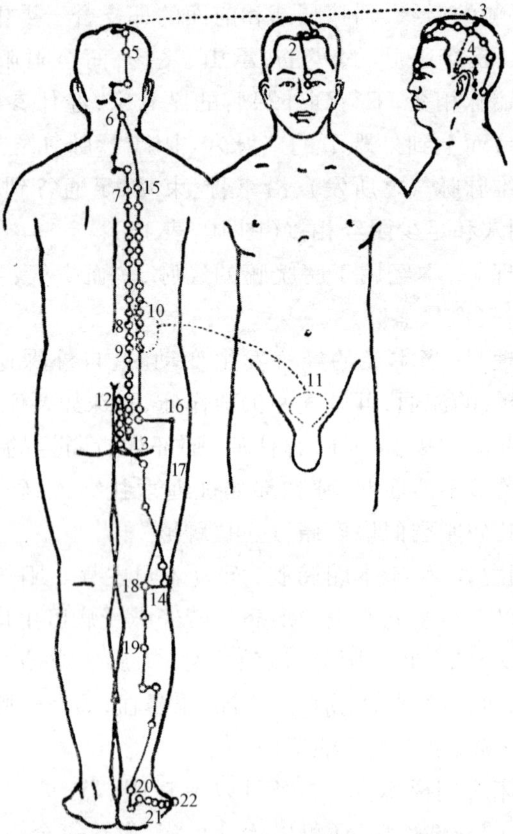

图 10 足太阳膀胱经经脉循行示意图

1. 起于目内眦；2. 上额；3. 交巅；4. 其支者，从巅至耳上角；5. 其直者，从巅入络脑；6. 还出别下项；7. 循肩髆，内挟脊；8. 抵腰中；9. 入循膂；10. 络肾；11. 属膀胱；12. 其支者，从腰中下挟脊；13. 贯臀；14. 入腘中；15. 其支者，从髆内左右别下贯胛，挟脊内；16. 过髀枢；17. 循髀外，从后廉；18. 下合腘中；19. 以下贯踹内；20. 出外踝之后；21. 循京骨；22. 至小趾外侧。

表 17 本经循行所过腧穴表

项目	本经所属的腧穴	本经和他经交会的腧穴	他经和本经交会的腧穴
腧穴名	睛明、攒竹、眉冲、曲差、五处、承光、通天、络却、玉枕、天柱、大杼、风门、肺俞、厥阴俞、心俞、督俞、膈俞、肝俞、胆俞、脾俞、胃俞、三焦俞、肾俞、气海俞、大肠俞、关元俞、小肠俞、膀胱俞、中膂俞、白环俞、上髎、次髎、中髎、下髎、会阳、承扶、殷门、浮郄、委阳、委中、附分、魄户、膏肓、神堂、譩譆、膈关、魂门、阳纲、意舍、胃仓、肓门、志室、胞肓、秩边、合阳、承筋、承山、飞扬、跗阳、昆仑、仆参、申脉、金门、京骨、束骨、足通谷、至阴	睛明、大杼、风门、中髎、附分、附阳、申脉、金门、仆参	百会、神庭、脑户、风府、大椎、陶道、曲鬓、率谷、天冲、浮白、窍阴、完骨、环跳
合计	左右各 67 穴	9 穴	13 穴

(八) 足少阴肾经

［循行部位和经过腧穴］ 本经起于足小趾之下，和足太阳经的终脉相接，斜走足掌中心的涌泉穴，出内踝前大骨下陷中的然谷穴，沿内踝而至足跟部的太溪、大钟、水泉而到照海穴（阴蹻脉所生），上经复溜，自交信（阴蹻之郄）折至足太阴的三阴交，和足太阴厥阴相会，上行腿肚内侧，过筑宾（阴维之郄）出腘内廉的阴谷穴，经过股内后侧，而到督脉的长强穴（督脉、足少阴、足少阳之会），贯通脊柱，还出于前，沿横骨、大赫、气穴、四满、中注而到肓俞（均为冲脉、足少阴之会），在脐左右处入属肾脏，沿脐下行，过任脉的关元、中极（均为任脉、足三阴之会）联络膀胱；其直行的，再从肓俞属肾处上行，经商曲、石关、阴都、通谷、幽门五穴（均是足少阴、冲脉之会）贯穿肝脏，上经膈膜，自步廊处入于

肺中，再经神封、灵墟、神脏、彧中、俞府，上沿喉咙，而挟舌本。

又一支脉，从神藏穴起，绕行心脏，注于任脉的膻中（足太阳、足少阴、手太阳、手少阳、任脉之会）和手厥阴经相接。

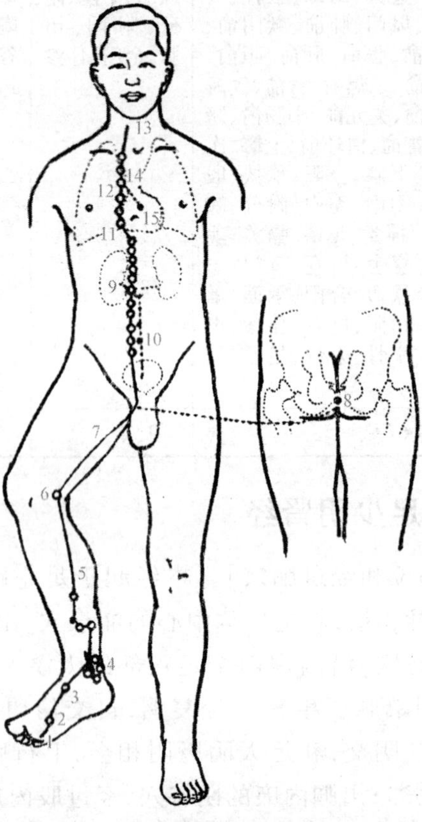

图 11 足少阴肾经经脉循行示意图

1. 起于小趾之下；2. 斜走足心；3. 出于然谷之下；4. 循内踝之后，别入跟中；5. 以上踹内；6. 出腘内廉；7. 上股内后廉；8. 贯脊；9. 属肾；10. 络膀胱；11. 其直者，从肾上贯肝膈；12. 入肺中；13. 循喉咙，挟舌本；14. 其支者，从肺出；15. 络心，注胸中。

［生理］ 本经是肾脏的经脉，少血多气，下午 17～19（酉）时气血最盛。

［病理］ 当本经的脉气有所变动，肾火浮炎，则腹中饥饿，但若脾气不足，健运失权，则又不想吃东西。倘肾中精气衰微，本色外现，面色就会黯黑如泥土，瘦削而无光泽。水亏火盛，损肺伤络，也可发生咳嗽吐血，肾脉上贯肝膈，而入肺中，肾虚不纳肺气，故喘息气逆。阴虚阳盛，阳气主动，患者就会不能静坐，坐下去就想站立起来。肾为肝母，母病子瘦，肝肾两亏，所以目视𥆧𥆧，看不清景物。若水亏不能上济心火，精神潜散，就会心如悬挂在空中一样，而时刻不安，同时也会发生似饥非饥的嘈杂症状。肾主恐，肾志不足，则心中常惕惕地跳动，恐惧不宁，怕人来捕捉。因为肾主骨，故本经脉气变动而生的疾病，称为"骨厥"。

本经属于脏肾，所以主肾脏所生的疾病。倘见口热舌干，咽肿气逆，喉咙干燥作痛，心烦心痛等，这些症状都是因为肾病于下，阴精不能上奉，虚火炎盛所致。假使寒湿入肾，可以发生黄疸，就是阴黄症。肾开窍于二阴，肾病大肠不和，也可以发生肠澼下利，或沿经脉所过处的脊、股内侧后面疼痛，足下热而痛。如气逆于下，则足部痿软而厥冷。倘肾精亏竭，就会神疲而好睡。①

［临床应用提示］ 本经在临床上多用来治疗有关肾脏的疾患，如二便病、生殖系统病等。在阴虚火旺，心肾不交的疾病，必须兼补本经的腧穴，才能起治本穷源的泻火作用。有时在阴虚喉痛的病例，或者在肾虚喘逆的病例，也都要取本经

① 《灵枢·经脉》云：是动则病饥不欲食，面如漆柴，咳唾则有血，喝喝而喘，坐而欲起，目𥆧𥆧如无所见，心如悬，若饥状，气不足，则善恐，心惕惕如人将捕之，是为骨厥。是主肾所生病者，口热，舌干，咽肿，上气，嗌干及痛，烦心，心痛，黄疸，肠澼，脊股内后廉痛，痿厥，嗜卧，足下热而痛。

的腧穴,施用补法。又因肾为先天之本,藏精之处,因此本经在临床上应用非常广泛。

表 18 本经循行所过腧穴表

项目	本经所属的腧穴	本经和他经交会的腧穴	他经和本经交会的腧穴
腧穴名	涌泉、然谷、太溪、大钟、水泉、照海、复溜、交信、筑宾、阴谷、横骨、大赫、气穴、四满、中注、肓俞、商曲、石关、阴都、通谷、幽门、步廊、神封、灵墟、神藏、彧中、俞府	照海、交信、筑宾、大赫、气穴、四满、中注、肓俞、商曲、横骨、石关、阴都、通谷、幽门	三阴交、长强、关元、中极、膻中
合计	左右各 27 穴	14 穴	5 穴

(九) 手厥阴心包经

[循行部位和经过腧穴] 本经起于胸中,和足少阴相接,属于心包络,下行贯穿膈膜,联络上中下三焦;其支出的脉,从胸中出走胁部,经天池穴(手足厥阴、手足少阳之会)上行抵腋下,下沿臑部内侧的天泉穴,行于手太阴、手少阴二经之间,入肘中的曲泽穴,下臂,行于掌后两筋中间,过郄门、间使、内关、大陵等穴,入掌中的劳宫穴,出中指端的中冲穴。

另一条支脉,自掌中劳宫穴处分出,沿环指,直出指尖,和手少阳经相接(图 12,表 19)。

[生理] 本经属于心包络的经脉,多血少气,晚上 19 ~ 21(戌)时气血最盛。

[病理] 本经的脉气有所变动时,则沿经脉所过处手掌心常见发热,肘臂部挛急,腋下肿,剧烈时胸胁部支撑胀满,心中憺憺地跳动。包络是心脏的外卫,可以代心君行事,心之华在面,心之使在目,心在声为笑,所以包络相火炽盛时面部可以发赤,目珠也会发黄,并且还会喜笑不止。

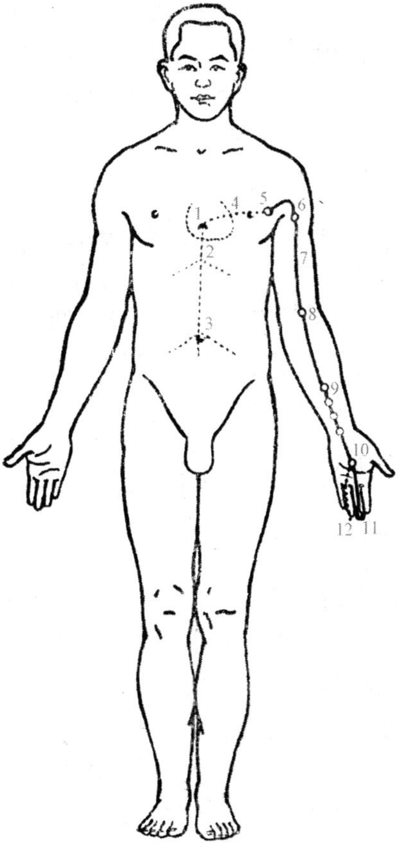

图 12 手厥阴心包经经脉循行示意图

1. 起于胸中，出属心包络；2. 下膈；3. 历络三焦；4. 其支者，循胸；5. 出胁下腋三寸；6. 上抵腋下；7. 循臑内，行太阴少阴之间；8. 入肘中；9. 下臂行两筋之间；10. 入掌中；11. 循中指出其端；12. 其支者，别掌中，循小指环指出其端。

诸脉皆属于心，所以本经主脉所生的疾病，心包有病，就会心烦、心痛，脏病及经，掌中会有灼热感。①

① 《灵枢·经脉》云：是动则病手心热，臂肘挛急，腋肿，甚则胸胁支满，心中憺憺大动，面赤，目黄，喜笑不休。是主脉所生病者，烦心，心痛，掌中热。

［临床应用提示］　本经在临床上可治胸、心脏以及胃部病、神志病。在相火炽盛，心阳亢进，烦躁狂越等病例中，也可以取用本经的腧穴来治疗。又因包络外卫于心，而有代君行令的作用，所以临床上常配合心经同时应用，可以加强疗效。

表 19　本经循行所过腧穴表

项目	本经所属的腧穴	本经和他经交会的腧穴	他经和本经交会的腧穴
腧穴名	天池、天泉、曲泽、郄门、间使、内关、大陵、劳宫、中冲	天池	
合计	左右各 9 穴	1 穴	

（十）手少阳三焦经

［循行部位和经过腧穴］　本经起于环指外端的关冲穴，和手厥阴心包经相接，上出小指与环指之间，经过液门、中渚，沿手背到腕部的阳池穴，出前臂外侧两骨之间，过外关、支沟、会宗、三阳络、四渎，上行穿过肘部，到达天井穴，再沿上臂外侧，过清冷渊、消泺，行走于手太阳、手阳明二经之间，上肩后，过臑会（手少阳、阳维之会）、肩髎而到手太阳的秉风穴（手阳明、手太阳、手足少阳之会），经天髎（手足少阳、阳维之会）到足少阳的肩井穴（手足少阳、足阳明、阳维之会），下入缺盆，绕行阳明之外，过手厥阴的天池穴（手足厥阴、手足少阳之会），分布于任脉的膻中穴处（足太阴、足少阴、手太阳、手少阳、任脉之会）入络心包，下膈膜，当贲门以上属上焦，中脘（为手太阳、手少阳、足阳明、任脉之会）附近属中焦，并足太阳经入络膀胱，约束下焦；另一支脉，从膻中上行，出缺盆向后上抵颊部，经足太阳的大杼穴（手足太阳、手足少阳之会）到督脉的大椎和手足诸阳经交会，上行过天牖分成二支，其一出足少阳的风池（手足少阳、阳维之会），至于窍阴（足太阳、手

足少阳之会）；另一支挟耳后，过翳风（手足少阳之会），上沿瘈脉、颅息到耳上角的角孙（手太阳、手足少阳之会），历足少阳的悬厘、悬颅、颔厌（均为手足少阳、足阳明之会）三穴，下至足少阳的阳白穴（手足少阳、手足阳明、阳维五脉之会），屈曲下行，到面颊部，再折上经过手太阳经的颧髎穴（手少阳、手太阳之会）到眼眶下部。

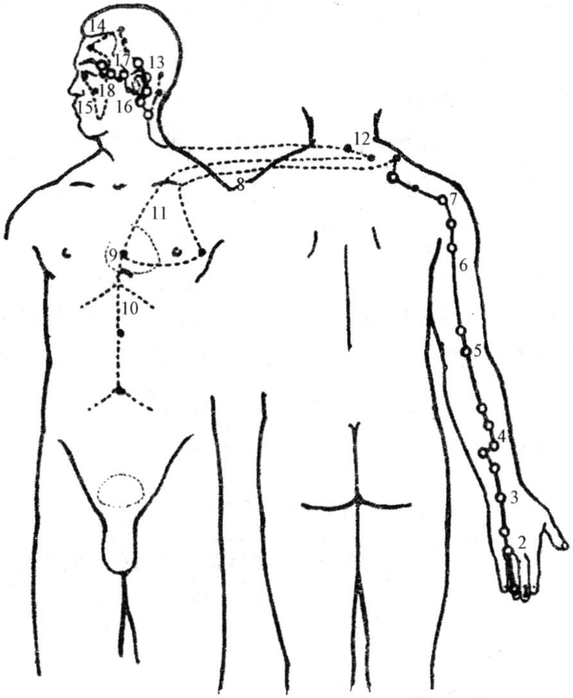

图 13　手少阳三焦经经脉循行示意图

1. 起于小指环指之端；2. 上出两指之间；3. 循手表腕；4. 出臂外两骨之间；5. 上贯肘；6. 循臑外；7. 上肩而交出足少阳之后；8. 入缺盆；9. 布膻中，散络心包；10. 下膈，循属下焦；11. 其支者，从膻中上出缺盆；12. 上项系耳后；13. 直上出耳上角；14. 以屈下颊；15. 至䪼；16. 其支者，从耳后入耳中；17. 出走耳前，过客主人前；18. 交颊至目锐眦。

其中另一支脉，从耳后翳风穴处入耳，再出行经过足少阳的听宫（手足少阳、手太阳之会）而回耳门穴，又折至足少阳的上关穴（手足少阳、手足阳明之会），复回耳和髎（手足少阳、手太阳之会）上行到丝竹空，折下至目外眦，达足少阳经的瞳子髎穴（手足少阳之会），两经相接，脉气由本经注入足少阳（图13，表20）。

［生理］ 本经属三焦腑的经脉，少血多气，夜间21～23（亥）时，气血最盛。

［病理］ 假使本经经气有所变动时，干扰清空，可以发生耳聋，听不分明各种声音。三焦腑气通于喉，相火有余，可以发生咽肿或喉痹等症状。

三焦为一身阳气之父，所以主气所生的疾病。若三焦生气不足，腠理开疏，必然汗出。若者经病气化不行，则循目所过处目锐眦、颊、耳后、肩臑、肘、臂外侧皆痛，小指、环指不能运用。①

［临床应用提示］ 本经在临床上用来治疗心、胸、神志病为主。在相火炽盛时，可以配合心包、肝、胆等经，施用泻法，能起顿挫的作用。

表20 本经循行所过腧穴表

项目	本经所属的腧穴	本经和他经交会的腧穴	他经和本经交会的腧穴
腧穴名	关冲、液门、中渚、阳池、外关、支沟、会宗、三阳络、四渎、天井、清冷渊、消泺、臑会、肩髎、天髎、天牖、翳风、瘈脉、颅息、角孙、耳门、耳和髎、丝竹空	臑会、天髎、翳风、耳和髎、角孙	秉风、肩井、天池、中脘、膻中、大杼、大椎、风池、窍阴、上关、瞳子髎、悬颅、悬厘、颔厌、阳白、听宫、颧髎
合计	左右各23穴	5穴	17穴

① 《灵枢·经脉》云：是动则病耳聋，浑浑焞焞，嗌肿，喉痹。是主气所生病者，汗出，目锐眦痛，颊痛，耳后、肩臑、肘臂外皆痛，小指、环指不用。

（十一）足少阳胆经

［循行部位和经过腧穴］ 本经起于目外眦的瞳子髎，和手少阳经相接，后行至听会，经过上关（手足少阳、手足阳明之会）上抵头角，过足阳明的头维穴（足少阳、足阳明之会），沿颔厌、悬颅、悬厘（均为手足少阳、足阳明之会）、曲鬓（足少阳、足太阳之会）到手少阳的角孙穴（手太阳、手足少阳之会），绕经率谷，下过耳后，历天冲、浮白（此三穴均足少阳、足太阳之会），经窍阴（足太阳、手足少阳之会）下达完骨（足太阳、足少阳之会），折前至本神穴（足少阳、阳维之会），抵阳白（手足少阳、手足阳明、阳维五脉之会）再向后行，经过临泣（足少阳、足太阳、阳维之会）、目窗、正营、承灵、脑空（均为足少阳、阳维之会）而到风池（手足少阳、阳维之会），沿颈行于手少阳之前，下至肩上的肩井穴（手足少阳、足阳明、阳维之会），折后交督脉于大椎，而会手足诸阳经脉，再出行经足太阳的大杼穴（手足太阳、手足少阳之会），手少阳经的天髎穴（手足少阳、阳维之会），手太阳的秉风穴（手阳明、手太阳、手足少阳之会），前行入于缺盆中。

其中支出另一经脉，从耳后的完骨穴处出行，经过手少阳的翳风穴（手足少阳之会），入于耳中，过手太阳的听宫穴（为手足少阳、手太阳之会），出走耳前，交会足阳明经于下关穴（足阳明、足少阳之会），而到手少阳经的和髎穴（手足少阳、手足太阳之会）。

其中另有一条支脉，从目外眦瞳子髎处别出，下至大迎附近，上与手少阳经相合（按即手少阳出耳上角，屈折下行到颊，至眼眶下的那条经脉）而达眼下，下过颊车附近，经过颈部足阳明的人迎穴（足阳明、足少阳之会）和前面自秉风出行的正脉相合于缺盆中，然后下入胸中，贯穿膈膜，联络肝脏，属于胆腑，循胁肋之里，下行出气街，绕过毛际，横入髀厌中（股关节附近）。

其直行的一支，从缺盆下腋，沿胸，经渊液、辄筋，过手厥阴的天池（手足厥阴、手足少阳之会）而到日月（足太阴、足少阳、阳维之会)，沿足厥阴的章门(足厥阴、足少阳之会)过京门经带脉、五枢、维道(均带脉、足少阳之会)，从居髎穴(阳蹻、足少阳之会)折向骶部，交会足太阳于中髎(足厥阴、足少阳之所结)、督脉于长强(足少阴、足少阳之会)，再前行和横入髀厌中的支脉相合，沿髀枢，历风市、中渎、阳关、阳陵泉而抵达膝外侧，下行外辅骨之前，经阳交(为阳维脉之郄穴)、外丘、光明，直下到绝骨端，过阳辅、悬钟，下出外踝前的丘墟穴，沿足背外侧，历临泣、地五会、侠溪而至足第4趾外侧的窍阴穴。

另有一条支脉，从足背部临泣穴处别出，入足拇趾间，沿拇趾、足第2趾骨缝之中，而出拇趾端，再穿过爪甲、出爪甲后三毛处，和足厥阴相接(图14，表21)。

[生理]　本经属于胆腑的经脉，少血多气，夜间23～1(子)时气血最旺盛。

[病理]　当本经的脉气有所变动，厥逆上冲时，胆腑气滞，胆液不能正常分泌，外泄而发生口苦，胆气不舒，郁闷胸中，就会常常叹气，胆经之脉过季胁，循胁里，若经气壅滞，则见心胁部作痛，甚则身体不能转侧，严重时，由于胆木郁结，会影响气血的滋荣而发生面部如灰尘蒙盖，身体上皮肤失去滋润等现象，或者足外侧感觉发热，这种症状，都是由于胆木生火，火逆冲上而致，故称“阳厥”。

本腑属胆，胆汁味苦走骨，所以本经主骨所生的疾病。若病及经脉则沿经脉所经过的部位，如头、颔、目锐眦部皆痛，缺盆中肿而痛，腋下肿，患马刀侠瘿病。又因为少阳居三阳之中，属于半表半里，若阳气偏胜，则生热病而汗出；阴气偏胜，则振寒而慄。或生疟疾或者沿经脉所过处的胸、胁、肋、髀、膝外侧到胫骨、绝骨、足外踝前，及诸关节皆痛。①

① 《灵枢·经脉》云：是动则病口苦，善太息，心胁痛，不能转侧，甚则面微有尘，体无膏泽，足外反热，是为阳厥。是主骨所生病者，头痛，颔痛，目锐眦痛，缺盆中肿痛，腋下肿，马刀侠瘿，汗出，振寒，疟，胸、胁、肋、髀、膝外至胫、绝骨，外踝前及诸节皆痛，小趾、次趾不用。

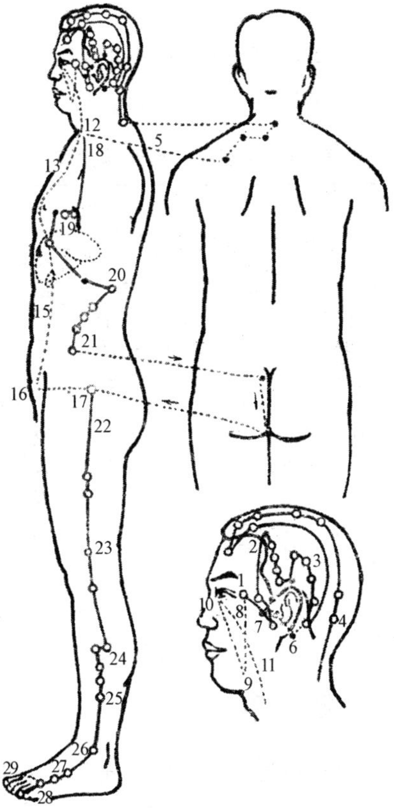

图 14 足少阳胆经经脉循行示意图

1. 起于目锐眦；2. 上抵头角；3. 下耳后；4. 循颈，行手少阳之前，至肩上，却交出手少阳之后；5. 入缺盆；6. 其支者，从耳后入耳中；7. 出走耳前，至目锐眦后；8. 其支者，别锐眦；9. 下大迎，合于手少阳；10. 抵于𩓐；11. 下加颊车；12. 下颈，合缺盆；13. 以下胸中，贯膈；14. 络肝，属胆；15. 循胁里，出气街；16. 绕毛际；17. 横入髀厌中；18. 其直者，从缺盆；19. 下腋，循胸；20. 过季胁；21. 下合髀厌中；22. 以下循髀阳；23. 出膝外廉；24. 下外辅骨之前；25. 直下抵绝骨之端；26. 下出外踝之前；27. 循足跗上；28. 入小趾次趾之间；29. 其支者，别跗上，入大趾之间，循大趾歧骨内，出其端，还贯爪甲，出三毛。

[临床应用提示] 本经在临床上多用来治疗头(偏侧)、目、耳、鼻、喉、胸、胁等部经脉所过处的疾病。又因胆合入于阳陵泉,所以在胆火郁盛的病例中,也可以应用本经的腧穴施治。

表 21 本经循行所过腧穴表

项目	本经所属的腧穴	本经和他经交会的腧穴	他经和本经交会的腧穴
腧穴名	瞳子髎、听会、上关、颔厌、悬颅、悬厘、曲鬓、率谷、天冲、浮白、窍阴、完骨、本神、阳白、临泣、目窗、正营、承灵、脑空、风池、肩井、渊腋、辄筋、日月、京门、带脉、五枢、维道、居髎、环跳、风市、中渎、阳关、阳陵泉、阳交、外丘、光明、阳辅、悬钟、丘墟、临泣、地五会、侠溪	瞳子髎、上关、颔厌、悬颅、悬厘、曲鬓、率谷、天冲、浮白、窍阴、完骨、本神、阳白、临泣、目窗、正营、承灵、脑空、风池、肩井、日月、环跳、带脉、五枢、维道、居髎、阳交	大椎、长强、大杼、中髎、天髎、秉风、角孙、听宫、翳风、下关、头维、和髎、天池、章门、人迎
合计	左右各 44 穴	27 穴	15 穴

(十二) 足厥阴肝经

[循行部位和经过腧穴] 本经起于足拇趾丛毛处的大敦穴,和足少阳经相接,沿足背上缘,过行间、太冲,到内踝前一寸处的中封穴,上行经脾经的三阴交,和足太阴、足少阴相会,历蠡沟、中都,在内踝上八寸处,交叉到足太阴的后方,经膝关到膝腘内缘的曲泉穴,上行沿股内侧,过阴包、五里、阴廉、急脉,折交足太阴经的冲门(足太阴、足厥阴之会)、府舍(足太阴、阴维、足厥阴之会)而入毛中,环绕阴器,左右相贯,而抵任脉的曲骨穴(任脉、足厥阴之会),上过中极、关元(均属任脉,为任脉及足三阴之会),复沿章门(足厥阴、足少阳之会,带脉脉气所发)挟胃两旁,过期门(足太阴、足厥阴、阴维之会)属于肝脏,联络胆府,上行贯穿膈膜,分布于胁肋,沿喉咙后面,入上腭内,联于眼球入脑处的脉络,上行出额部和督

脉交会于巅顶。

其中分出的一支，从眼球入脑处的脉络下行，经颊里，环绕口唇之内。

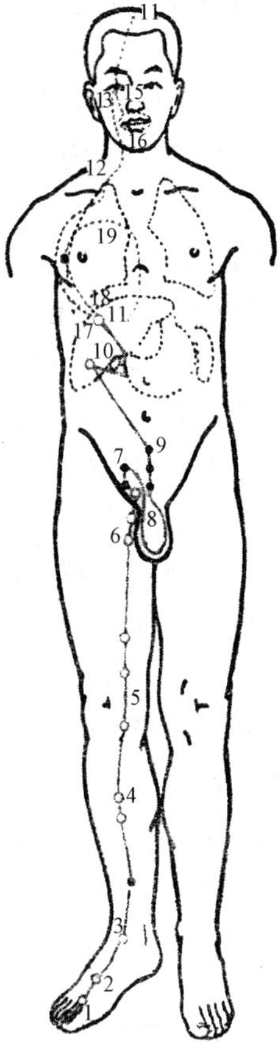

图 15　足厥阴肝经经脉循行示意图

1. 起于大趾丛毛之际；2. 上循足跗上廉；3. 去内踝一寸；4. 上踝八寸，交出太阴之后；5. 上腘内廉；6. 循股阴；7. 入毛中；8. 过阴器；9. 抵小腹；10. 挟胃属肝，络胆；11. 上贯膈，布胁肋；12. 循喉咙之后；13. 上入颃颡，连目系；14. 上出额，与督脉会于巅；15. 其支者，从目系，下颊里；16. 环唇内；17. 其支者，复从肝；18. 别贯膈；19. 上注肺。

另一条支脉，从肝脏贯穿膈膜，经手厥阴的天池穴（手足厥阴、手足少阳之会）注于肺中，下行至中焦，在中脘附近，和手太阴相接（图15，表22）。

［生理］　本经属于肝脏的经脉，多血少气，夜间1～3（丑）时气血最盛。

［病理］　若本经的脉气有所变动，经病传肝，肝病不能淫气于筋，则循脉所过处少腹部的筋肉就会发生拘急，结果牵连腰部作痛，不能前后俯仰，有如张弓弩弦之状，这就是足厥阴腰痛的特征。又因厥阴之筋，结于阴器而络诸筋，厥阴虚则系睾之筋纵缓，故男子就发生㿗疝。如木郁气滞，脉气不行，在女子就会少腹部肿胀。严重时肝火升逆，经气不能上济于喉，就会咽干。肝血不足，面部如蒙被了一层灰尘一样而没有光泽。

本经为肝脏的经脉，所以主肝所生的疾病。若肝病而厥阴之气不行，则因脉贯胸膈，可以发生胸中满闷。木实侮土，则可发生呕逆和洞泄。肝虚经病，也可以生狐疝，甚则遗尿不禁。倘肝邪入传经脉，常致小便不通。①

［临床应用提示］　本经在治疗前阴各种疾病时，往往取用。在肝火炎盛，风阳内煽的病例中，也需要取用本经的腧穴。其他如治疗目、胸、胁等处的疾患，也往往应用本经。

表22　本经循行所过腧穴表

项目	本经所属的腧穴	本经和他经交会的腧穴	他经和本经交会的腧穴
腧穴名	大敦、行间、太冲、中封、蠡沟、中都、膝关、曲泉、阴包、五里、阴廉、急脉、章门、期门	章门、期门	天池、关元、中极、曲骨、府舍、冲门、三阴交
合计	左右各14穴	2穴	7穴

① 《灵枢·经脉》云：是动则病腰痛不可以俯仰，丈夫㿗疝，妇人少腹肿，甚则嗌干，面尘，脱色。是主肝所生病者，胸满，呕逆，飧泄，狐疝，遗溺，闭癃。

第三章　十　二　经　别

一、一　般　概　念

十二经别都在肘膝以上从本经别出，入走内脏，上至头颈，其循行经路较十五络脉深而且长，可以认为是正经别行的支脉，故名经别。十二经别各按表里配偶关系，分成六组，就是六合。其主要内容是说明了十二经脉的出入离合表里贯连关系，所以又称“十二经离合”。在后面各节中可以看出：① 十二经别都自正经分出，这就是离或出，其后六阳经脉的经别复合入本经，六阴经脉的经别皆合入阳经，这是合或入的关系；② 十二经别都是先入内脏深部再上至头颈浅部，而表里相合的；③ 十二经别出入离合部位与十二经脉循行所过有密切的关系。但是在循行顺逆方向上，则又和十二经脉有显著不同的区别。例如足少阳的经别绕行髀部而入毛际，其正经之脉也是“出气街，绕毛际”；足厥阴的经别上行毛际，而其正经也“循股阴，入毛中”，所以二经的经别就会合在毛际。又因为足厥阴之脉“入颃颡，连目系”，足少阳之脉“起于目外眦”，所以二经经别也相合于目外眦。可见经别的离合循行，主要还是决定于正经的。④ 在循行方向方面，手三阴自胸走手，足三阳自头走足，但是所有十二经经别却都是从四肢内走脏腑，并不皆与本经的方向一致。⑤ 十二经别之中，六阳经经别都行过与其相表里的脏腑，其中足三阳经的经别分别散布于肝、脾、肾三脏；六阴经经别也都行过本脏。

基于以上这些特点，所以经别在生理上也有联系内脏和体表，沟通十二经脉的表里，组成了另一个循环体系，用来辅佐正经循环不足的作用。也因为经别本身是正经别出的支脉，其循行离合部位决定于正经的通路，所以在病理上也基本和正经相同。《灵枢·经别》只有谈到十二经别离合出入的关系而无病候的记载，其理由盖亦在此。

除此以外，经别的循行对部分腧穴的主治功能和正经的病理也有影响。例如手阳明大肠经，其脉上颈贯颊，并不到达喉咙，而在病理上却可以发生喉中作痛等症。在腧穴方面，手阳明的商阳、二间、三间、阳溪等穴都可主治喉痹，这种原因就是由于本经的经别上沿喉咙之故。据此则可知人体循环的体系是非常精致而有系统的。

二、各　论

（一）足太阳、足少阴之经别

［循行部位］　足太阳的经别，自正经别入膝腘中；其中有一条经脉，在尻下五寸处别入肛门，向内连属膀胱本腑，散于肾脏，沿脊膂，在心脏部散入于内；直行的从脊膂上出于项部，复入足太阳本经。

足少阴的经别，自正经上行至膝腘中，别出和足太阳经相合，上到肾脏，在十四椎处出属带脉；直行的，上系于舌根，再后行至项，和足太阳经相合。这是肾和膀胱表里二经的离合出入关系，是第一合（图 16）。

（二）足少阳、足厥阴之经别

［循行部位］　足少阳的经别，自正经上行绕髀部，而入毛际，和足厥阴相合；别出的入季肋之间，沿行胸里属于胆腑，散布于肝脏，贯穿心脏，上行挟咽，出于颐和颔部，散于颜面，连系目系，和足少阳本经复合于目外眦。

足厥阴的经别，自足背部别出正经，上行到毛际，合于足少阳的经别而并行向头。这是肝和胆表里二经离合出入的关系，为第二合（图 17）。

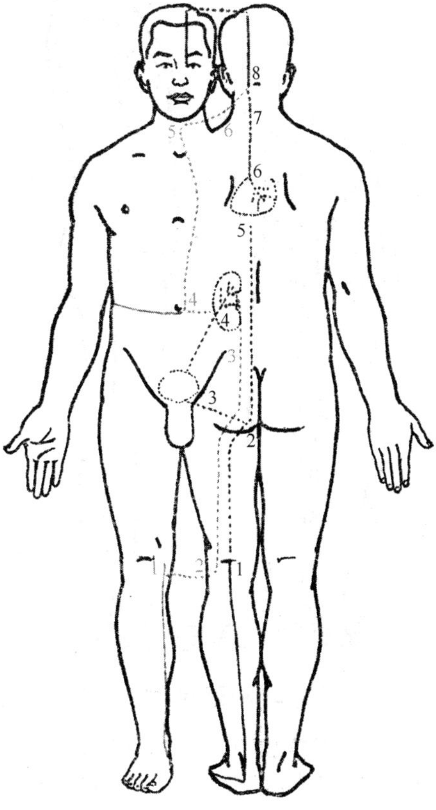

图 16 足太阳、足少阴经别循行示意图

1. 足太阳之正，别入于腘中；2. 其一道下尻五寸，别入于肛；3. 属于膀胱；4. 散之肾；5. 循膂；6. 当心入散；7. 直者，从膂上出于项；8. 复属于太阳，此为一经也。

1. 足少阴之正，至腘中；2. 别走太阳；3. 而合上至肾；4. 当十四椎，出属带脉；5. 直者，系舌本；6. 复出于项，合于太阳，此为一合。

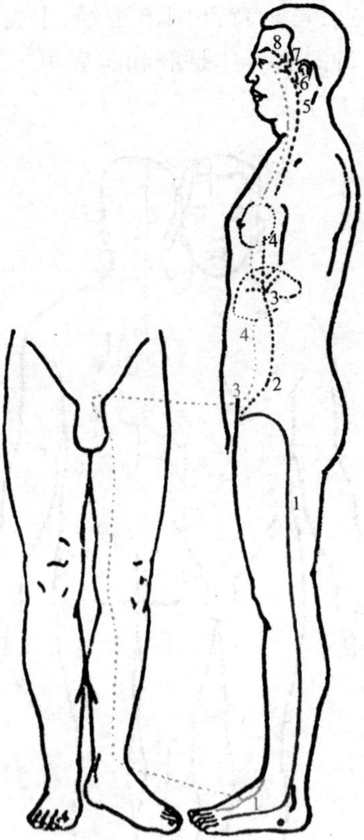

图 17　足少阳、足厥阴经别循行示意图

1. 足少阳之正，绕髀，入毛际，合于厥阴；2. 别者，入季胁之间；3. 循胸里，属胆，散之上肝；4. 贯心；5. 以上挟咽；6. 出颐颔中；7. 散于面；8. 系目系，合少阳于外眦也。

1. 足厥阴之正；2. 别跗上；3. 上至毛际，合于少阳；4. 与别俱行，此为二合也。

（三）足阳明、足太阴之经别

［循行部位］　足阳明的经别，上行至髀部，入于腹里，属胃本腑，散于脾脏，上通心脏，沿咽部出于口，上到鼻根和眼眶

下，入系目系，复与足阳明本经相合。

足太阴的经别，上行到髀部，合于足阳明的经别，与之相并而行，上结于咽部，贯穿舌中。这是脾和胃表里二经离合出入的关系，为第三合（图 18）。

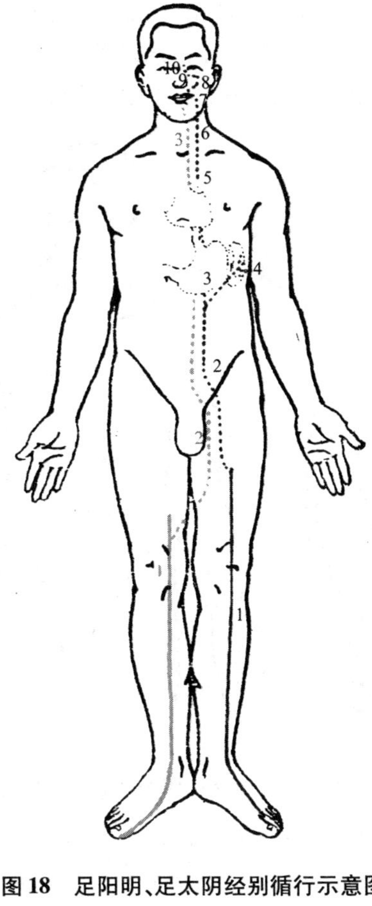

图 18　足阳明、足太阴经别循行示意图

1. 足阳明之正，上至髀；2. 入于腹里；3. 属胃；4. 散之脾；5. 上通于心；6. 上循咽；7. 出于口；8. 上颎頔；9. 还系目系；10. 合于阳明也。

1. 足太阴之正，上至髀；2. 合于阳明，与别俱行；3. 上结于咽，贯舌中，此为三合也。

（四）手太阳、手少阴之经别

［循行部位］ 手太阳的经别，自肩后骨缝处从正经别出，入腋下，内走心脏和本经络心的正脉相合，下连小肠本腑。

手少阴的经别，自正经别出，入腋下渊液穴处两筋之间，内属心脏，上走喉咙，出于面部，在目内眦处和手太阳正经的支脉相合。这是心和小肠表里二经离合出入的关系，为第四合(图 19)。

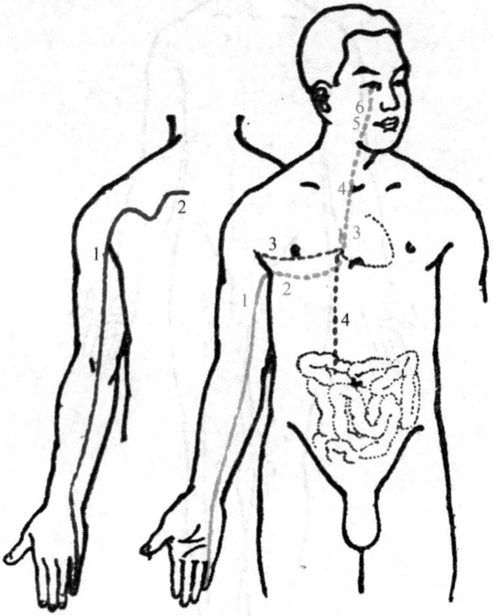

图 19 手太阳、手少阴经别循行示意图

1. 手太阳之正；2. 指地，别于肩解；3. 入腋走心；4. 系小肠也。

1. 手少阴之正；2. 别入于渊液两筋之间；3. 属于心；4. 上走喉咙；5. 出于面；6. 合目内眦，此为四合也。

（五）手少阳、手厥阴之经别

［循行部位］ 手少阳的经别，上行别走巅顶，下入缺盆，

历经三焦本腑和正经相合，散于胸中。

手心主的经别，下行于腋下三寸渊液穴处，别入胸中，连属三焦，出沿喉咙，在耳后完骨之下，和手少阳相合。这是心包和三焦表里二经离合出入的关系，为第五合（图20）。

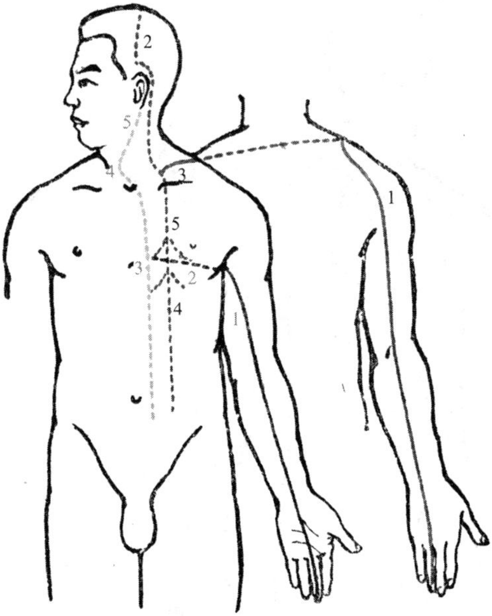

图20　手少阳、手厥阴经别循行示意图

1. 手少阳之正；2. 指天，别于巅；3. 入缺盆；4. 下走三焦；5. 散于胸中也。

1. 手心主之正；2. 别下渊液三寸，入胸中；3. 别属三焦；4. 出循喉咙；5. 出耳后，合少阳完骨之下，此为五合也。

（六）手阳明、手太阴之经别

［循行部位］　手阳明的经别，自正经从手上沿侧胸和乳部而行，在肩髃穴处别出，入于柱骨（即大椎穴处），下走大肠本腑，属于肺脏，上沿喉咙，在缺盆处复入于本经。

手太阴的经别，自中府处别出正经，入渊液穴处手少阴之前，入走肺脏，散行而到大肠，上行的出缺盆，沿喉咙，和手阳明经相合。这是肺和大肠表里二经离合出入的关系，为第六合（图21）。

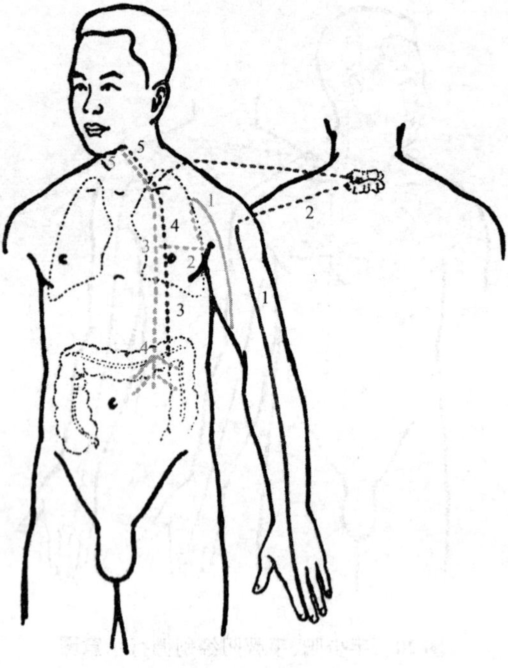

图21　手阳明、手太阴经别循行示意图

1. 手阳明之正，从手循膺乳；2. 别于肩髃，入柱骨；3. 下走大肠；4. 属于肺；5. 上循喉咙，出缺盆，合于阳明也。

1. 手太阴之正；2. 别入渊腋少阴之前；3. 入走肺；4. 散之大肠；5. 上出缺盆，循喉咙，复合阳明，此六合也。

第四章 奇经八脉

一、一般概念

奇经八脉就是冲、任、督、带、阴阳二蹻、阴阳二维，因其不拘于十二经脉，无表里配偶关系，内不连属脏腑，也不配属五行干支，所以称为奇经。在作用上虽然每经各有所异，但是总的来说，在溢蓄正经脉气的调节作用。假使以自然界的物象来作比喻的话，则十二经脉犹如江河的干道，而奇经八脉则是调节流量的湖泊。所以李时珍说："正经之脉隆盛，则溢于奇经，故秦越人比之天雨降下，沟渠溢满，霶霈妄行，流于湖泽。"八脉的分布纵横于全身，皆以其循行的部位和作用而命名。其中冲脉、任脉、督脉皆起于胞中，而出于会阴之间，任脉由会阴而行于腹，督脉由会阴而行于背，相接于齿缝中龈交穴，分之则为任督二脉，合之则为一体，以象征地理上子午南北现象；冲脉由会阴出气街，并足少阴绕络口唇；此三脉同起而异行，一源而三歧，都为带脉所约束；阳蹻、阳维循行于身体头背等阳部；阴蹻、阴维循行于面腹等身体的阴部，这是八脉分布的概况。奇经之中除了任、督二脉有自己的腧穴外，其他各经都没有自己的穴位，而附丽于他经，以他经的腧穴作本经的穴位，所以奇者也有"寄"的含义。兹将八脉循行部位等分别叙述之。

二、各　论

（一）任脉

［意义］“任”是“妊”的意思，也有容任的含义，因其和女子的月经及妊娠有关，并且也是容任诸阴经脉气的海，故而得名。本脉位居胸腹部的正中，和足三阴经交会于中极、关元和阴维脉交会于天突、廉泉，和冲脉交会于阴交，虽然并不和手三阴经直接相交，但是由于手足三阴同各经相互衔接，所以也可通气，因此是诸阴之海。

［循行部位和经过腧穴］　本脉外行体表的部分，起于中极之下的会阴穴处，前沿曲骨（任脉、足厥阴之会），以上毛际，至中极、关元（足三阴、任脉之会）行腹里，过石门、气海，到阴交（任脉、冲脉、足少阴之会），经脐中的神阙穴，上过水分、下脘（足太阴、任脉之会）、建里、中脘（手太阳、手少阳、足阳明、任脉之会）、上脘（任脉、足阳明、手太阳之会）、巨阙、鸠尾、中庭而到膻中（足太阴、足少阴、手太阳、手少阳、任脉之会），上行经玉堂、紫宫、华盖、璇玑、天突（阴维、任脉之会）、廉泉（阴维、任脉之会）而至咽喉，再上颏部，过承浆（任脉、督脉、手足阳明之会）环绕口唇，上到督脉经的龈交穴（任脉、督脉、足阳明之会）而分行，上连两目下中央交足阳明、阳蹻脉于承泣穴（任脉、足阳明、阳蹻之会）。（图22，表23）

［病理］　本脉起自前阴，上行毛际和腹里，所以经脉有病，在男子易患七疝，在女子易患赤白带下和癥瘕积聚，这都是因其经脉所过而致的疾病。①

［临床应用提示］　本脉的腧穴主治方面可以分作四个

① 《素问·骨空论》云：任脉为病，男子内结七疝，女子带下瘕聚。

重点，在阴交以下少腹部的腧穴以主治生殖、泌尿及肠部疾患为主；神阙以上，鸠尾以下的腧穴以主治胃肠病为主；中庭至璇玑以治胸部疾病为主；天突以上治疗舌及咽喉病为主。

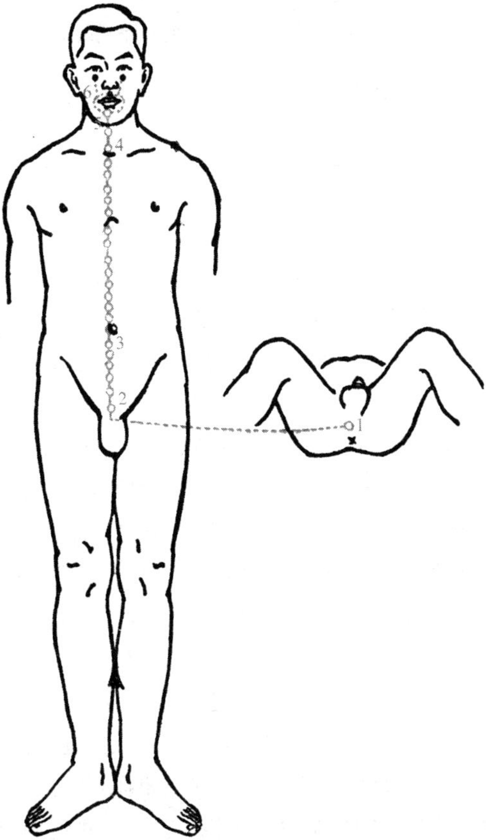

图 22　任脉经脉循行示意图

1. 起于中极之下；2. 以上毛际；3. 循腹里，上关元；4. 至咽喉；5. 上颐；6. 循面入目。

表 23 本脉循行所过腧穴表

项目	本经所属的腧穴	本经和他经交会的腧穴	他经和本经交会的腧穴
腧穴名	会阴、曲骨、中极、关元、石门、气海、阴交、神阙、水分、下脘、建里、中脘、上脘、巨阙、鸠尾、中庭、膻中、玉堂、紫宫、华盖、璇玑、天突、廉泉、承浆	会阴、曲骨、中极、关元、阴交、下脘、中脘、上脘、膻中、天突、廉泉、承浆	龈交、承泣
合计	24 穴	12 穴	2 穴

（二）督脉

［意义］“督”是都督的意思，是阳脉的都纲，因而得名。本脉循行在头背正中，并和手足六阳经交会于大椎，和阳维脉交会于哑门、风府二穴，所以能够总督诸阳，而为阳经之海。

［循行部位和经过腧穴］ 本脉外行于体表的部分，起于会阴部（任、督、冲三脉之会），经尾闾骨端的长强穴（足少阴、足少阳之会），并经脊里而上行，沿腰俞、阳关、命门、悬枢、脊中、中枢、筋缩、至阳、灵台、神道、身柱，而分行至足太阳经的风门穴（督脉、足太阳之会），再重复会合于陶道（督脉、足太阳之会），上经大椎（手足三阳、督脉之会）过哑门（督脉、阳维之会），至风府（足太阳、阳维、督脉之会）入脑，循脑户（督脉、足太阳之会）、强间、后顶，上巅而到百会（督脉、足三阳之会），过前顶、囟会、上星至神庭（督脉、足太阳、足阳明之会），沿额下至鼻柱，经素髎到水沟（督脉、手足阳阴之会），过兑端，至龈交（任脉、督脉、足阳明之会）和任脉相接于承浆（图 23，表 24）。

［病理］ 本脉主要的疾病，是脊柱强直，角弓反张；若寒湿之邪，久郁于内，化而为热；复为客寒之气触引，以致经气并冲任二脉逆而上行，从少腹上冲心脏作痛，不能大小便，就是冲疝病；在女子若兼冲任脉虚就不能怀孕；或者为癃闭、痔疾、

遗溺、咽干等症。因为本脉和冲任二脉皆起自胞中，所以常常同时皆病。①

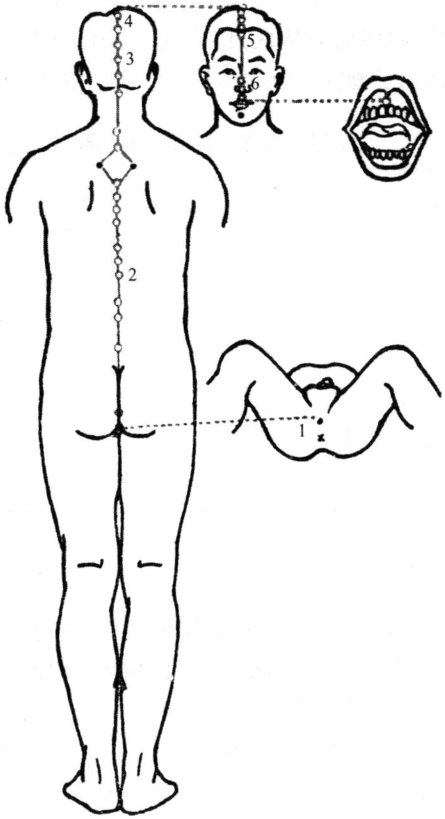

图 23 督脉经脉循行示意图

1. 起于下极之腧；2. 并于脊里；3. 上至风府，入于脑；4. 上巅；5. 循额；6. 至鼻柱。

［临床应用提示］ 本脉的主治重点以脑疾患时的角弓反张等为主要；其他命门以下的腧穴治疗二便和生殖器病为主；

① 《素问·骨空论篇》云：督脉为病，脊强反折。

筋缩以下的腧穴治疗胃肠病为主;大椎以下的腧穴治疗肺部病为主;哑门、风府二穴主治喉、舌部病;神庭以下的腧穴主治头部病;龈交以下的腧穴主治鼻部和口齿病;其中大椎穴因是诸阳经之会,所以阳热极盛时应泻此穴;阳气虚陷时应补此穴;百会、水沟二穴可以开窍醒脑,故在一切神志昏迷的疾病都可取用。

表24　本脉循行所过腧穴表

项目	本经所属的腧穴	本经和他经交会的腧穴	他经和本经交会的腧穴
腧穴名	长强、腰俞、阳关、命门、悬枢、脊中、中枢、筋缩、至阳、灵台、神道、身柱、陶道、大椎、哑门、风府、脑户、强间、后顶、百会、前顶、囟会、上星、神庭、素髎、水沟、兑端、龈交	神庭、百会、脑户、风府、哑门、大椎、陶道、长强、水沟、龈交	风门、承浆、会阴
合计	28穴	10穴	3穴

(三)冲脉

[意义]　"冲"是冲要的意思,因为本脉并足少阴夹脐直冲而上,是十二经脉之海,居一身之冲要,故以为名。又因本脉发自气街(即气冲),从足阳明别出,与足少阴相并行。足阳明者属胃,是水谷之海,五脏六腑皆须禀受其气。足少阴属于肾脏,是藏精之处,而为天一生水之源。冲脉蓄受二经脉气,所以是十二经脉之海。足阳明还主血液,故又名血海。

[循行部位和经过腧穴]　本脉和任督二脉,皆起于胞中,向后上行于背里,其浮浅而外行的经脉,并任脉出会阴,而起自足阳明的气冲穴处,上并足少阴经,行于脐旁五分,过肾经的横骨、大赫、气穴、四满、中注5穴(均为冲脉、足少阴之会)而折至任脉的阴交穴(任脉、足少阴、冲脉之会),再折回肾经的肓俞穴而上行,经商曲、石关、阴都、通谷、幽门(以上6穴均为足少阴、冲脉之会)而至咽喉部,别出绕络口唇而终(图24,表25)。

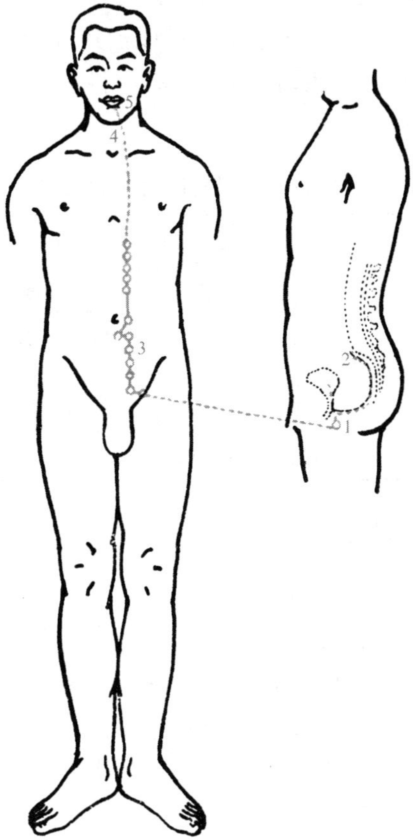

图 24 冲脉经脉循行示意图

1. 起于胞中；2. 上循背里，为经络之海；其浮而外者；3. 循腹右（疑衍）；4. 上行会于咽喉；5. 别而络唇口。

［病理］ 若本脉的脉气厥逆上冲，沿经脉的通路挟脐上至胸中，患者可发生气喘病；如血气不和，经脉壅滞不通，胸腹部就会急剧地疼痛。①

① 《素问·骨空论篇》云：冲脉为病，逆气里急。

［临床应用提示］ 本脉因为自己没有腧穴，大部穴位都附属于肾经，所以在临床上除了可以治疗气逆喘哮、胸腹急痛等症外，又因本脉为阴血之海，故对妇科病也很重要，在妇女经病时，常须应用。

表 25 本脉循行所过腧穴表

项目	依附于他经，属于本脉的腧穴		
	任 脉	胃 经	肾 经
腧穴名	会阴、阴交	气冲	横骨、大赫、气穴、四满、中注、肓俞、商曲、石关、阴都、通谷、幽门
合计	单穴 2，双穴 12，共计 14 穴。		

（四）带脉

［意义］ 带脉横行在人体腰腹之间，统束全身直行的诸经，如束带一样，故名带脉。

［循行部位和经过腧穴］ 本脉出自十四椎，起于季胁之下，足厥阴的章门穴处，同足少阳经并行，过带脉、五枢、维道（均为足少阳、带脉之会）3 穴，前行回绕身体而微垂，左右相接（图 25，表 26）。

［病理］ 本脉有病，就会发生腹部胀满，腰肌纵缓重垂，如坐在水中一样；若阳明脉虚，宗筋纵缓，致使本经不能收引，失去了统束诸经的作用，就会发生下肢软弱不能行路的足痿症状；又若上下往来直行的诸经遗热于本经，湿热郁滞，绵绵而下，就是妇女的带下症。①

［临床应用提示］ 本脉的主治重点以上述病理症状为主。

① 《难经·二十九难》云：带之为病，腹满，腰溶溶若坐水中。

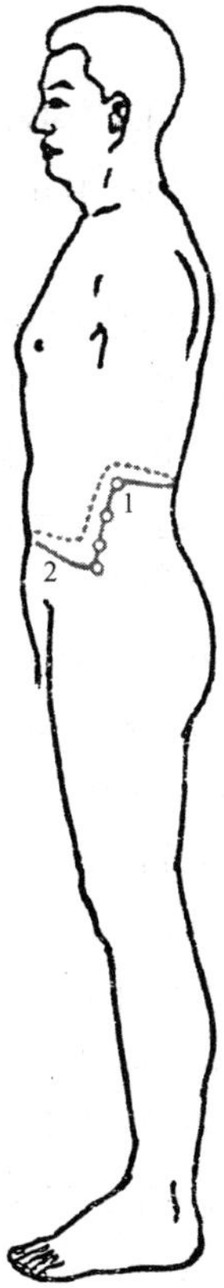

图 25 带脉经脉循行示意图

1. 起于季胁；2. 回身一周。

表 26 本脉循行所过腧穴表

项目	依附于他经，属于本脉的腧穴	
	胆经	肝经
腧穴名	带脉、五枢、经道	章门
合计	左右各 4 穴	

（五）阳维脉

［意义］ “维”是维系的意思，包括阴维脉和阳维脉。在生理上有维系联络全身阴阳诸经的作用，所以统称二维脉。

阳维循行在身体的阳部，所经过的腧穴，包括督脉、手足太阳、手足少阳、手阳明诸经。其中虽然没有足阳明经的穴位，但是足阳明的脉气却行过肩井、阳白二穴，实际上仍旧维系联络了手足六阳经和督脉，因此有维络诸阳经脉的作用。六阳居表，故也主一身在表的阳气。

［循行部位和经过腧穴］ 阳维脉发起于足太阳经的金门穴，上行至足少阳经的阳交穴而为本脉之郄，沿膝外侧，上过髀枢，经少腹侧部而至季胁处足少阳经的日月穴（足太阴、足少阳、阳维之会），上行肩臂后面的外侧，历手阳明的臂臑（手太阳、手阳明、阳维之会）、手少阳的臑会（手少阳、阳维之会）、天髎（手足少阳、阳维之会）而到肩部足少阳经的肩井（手足少阳、足阳明、阳维之会），再折回肩臂后方手太阳的臑俞穴（手太阳、阳维、阳蹻之会），上颈项耳后方足少阳的风池穴（手足少阳、阳维之会），过督脉的哑门穴（督脉、阳维之会）、风府穴（足太阳、督脉、阳维之会），前行并足少阳经历脑空、承灵、正营、目窗（四穴均为足少阳、阳维之会）、临泣（足少阳、足太阳、阳维之会）、阳白（手足阳明、手足少阳、阳维之会）到本神穴（足少阳、阳维之会）（图26，表27）。

［病理和临床应用］ 由于本脉主一身之表，所以邪在本经时患者发冷发热。临床上凡一切表症发热皆可取本脉的腧穴施治。①

① 《难经·二十九难》云：阳维为病，苦寒热。

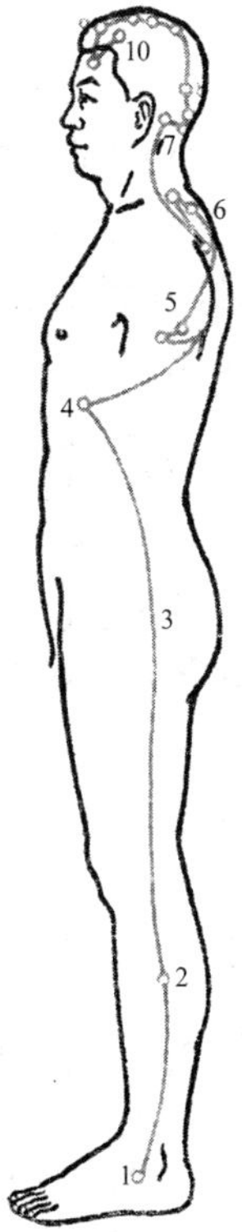

图 26 阳维脉经脉循行示意图

1. 起于诸阳之会,其脉发于足太阳金门穴; 2. 上外踝七寸,循膝外廉; 3. 上髀厌,抵少腹侧; 4. 循胁肋斜上肘上; 5. 过肩前; 6. 入肩后; 7. 上循耳后,会手足少阳于风池; 8. 上脑空; 9. 下额; 10. 上至本神而止。

表 27 本脉循行所过腧穴表

项目	依附于他经,属于本脉的腧穴					
	手太阳	手阳明	手少阳	督脉	足太阳	足少阳
腧穴名	臑俞	臂臑	臑会、天髎	风府、哑门	金门	阳交、日月、肩井、风池、脑空、承灵、正营、目窗、临泣、阳白、本神
合计	单穴 2,双穴 16,共 18 穴					

（六）阴维脉

［意义］　本脉循行在胸腹部，属于阴性。其所经过的腧穴，包括任脉、足少阴、足厥阴、足太阴四经。因为手足同名经相接的关系，故实际上阴维脉联络了手足六阴经和任脉，有维络诸阴而主一身之里的作用。

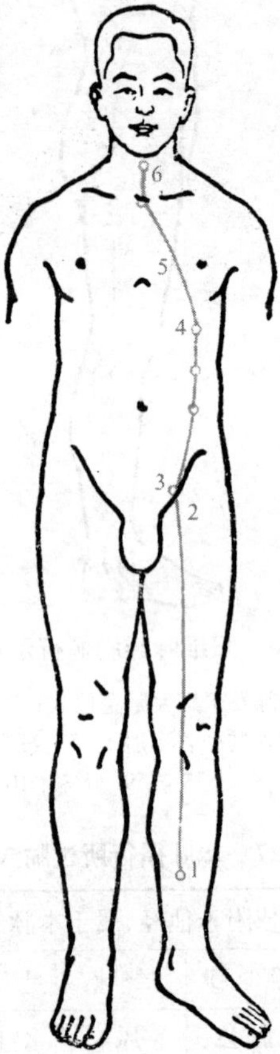

图 27　阴维脉经脉循行示意图

1．起于诸阴之交，其脉发于足少阴筑宾穴；2．上循股内廉；3．上行入少腹；4．循胁肋；5．上胸膈挟咽；6．与任脉会于天突、廉泉而终。

[循行部位和经过腧穴] 阴维脉发起于足少阴经的筑宾穴而为之郄，上行入少腹，过足太阴的府舍（足太阴、足厥阴、阴维之会）大横、腹哀（均足太阴、阴维之会），沿胁肋抵足厥阴的期门（足太阴、足厥阴、阴维之会），上胸膈，挟咽到任脉的天突（阴维、任脉之会）、廉泉（阴维、任脉之会）（图27，表28）。

[病理和临床应用] 因为本脉主里，邪在里，故发心痛。在临床上本脉多用来治疗胃、心、胸腹之间一切的疼痛症。①

表28 本脉循行所过腧穴表

项目	依附于他经，属于本脉的腧穴			
	任 脉	足少阴	足厥阴	足太阴
腧穴名	天突、廉泉	筑宾	期门	府舍、大横、腹哀
合计	单穴2，双穴5，共7穴。			

（七）阳蹻脉

[意义] “蹻”是草履的意思，草履系附在足踝下，蹻脉起于内外足踝边，所以命名为蹻脉；另有一种解释，认为蹻是蹻捷之意。因此蹻脉在生理上是举足步行的机要。

阳蹻的作用，主一身左右之阳。这是因为阳蹻之脉经过手足太阳、手足阳明和足少阳五脉，却不和督脉相会，各自分布在身体的左右，不能互通脉气，所以各主左右的阳气。

[循行部位和经过腧穴] 阳蹻脉起于足太阳经外踝下的申脉穴，绕行外踝后下侧，经过仆参穴（足太阳、阳蹻之会），到跗阳为本脉的郄穴，上沿股外侧，到髂骨上足少阳经的居髎穴（足少阳、阳蹻之会），向上经过胁肋，到腋后缘手

① 《难经·二十九难》云：阴维为病，苦心痛。

太阳经的臑俞（手太阳、阳维、阳蹻之会），循行肩髆外侧过手阳明经的巨骨（手阳明、阳蹻之会），肩髃（手阳明、阳蹻之会），沿颈上至口吻边足阳明经的地仓穴（手足阳明、阳蹻之会），过巨髎（手足阳明、阳蹻之会）、承泣（阳蹻、任脉、足阳明之会），到目内眦处足太阳的睛明穴（手足太阳、足阳明、阴阳二蹻之会），上入发际后行，到风池穴附近处（图28，表29）。

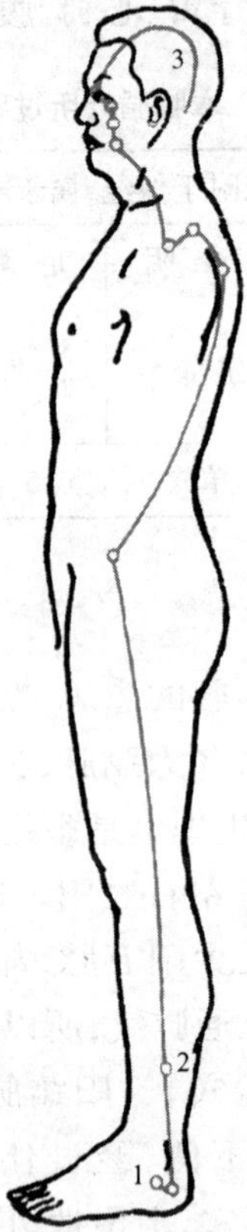

图 28　阳蹻脉经脉循行示意图

1. 起于跟中；2. 循外踝上行；3. 入风池。

[病理和临床应用] 当本脉有病，阳气偏胜，阴气不足时，患者就会发狂奔走，目不得闭合；或者本脉拘急，阴蹻纵缓，可以形成足外翻；若邪气入客于本脉的支络，常见目内眦赤痛。针对这些病理，在临床上应用也以治疗上列疾病为主。①

表 29 本脉循行所过腧穴表

项目	依附于他经，属于本脉的腧穴				
	足太阳经	足阳明经	足少阳经	手阳明经	手太阳经
腧穴名	申脉、仆参、跗阳、睛明	承泣、巨髎、地仓	居髎	肩髃、巨骨	臑俞
合计	左右各 11 穴				

(八) 阴蹻脉

[意义] 本脉循行在胸腹部，上至颜面，在目内眦处和睛明穴相接，也不和任脉交会，一支在左，一支在右，所以主一身左右之阴气。

[循行部位和经过腧穴] 阴蹻脉自足少阴经内踝下的照海穴别出，上行经交信为本脉的郄穴，沿股内侧，经过阴部，上贯胸内，入于缺盆，沿喉咙，出人迎之前，经过颊部，到目内眦处足太阳的睛明穴和阳蹻脉相接（图 29，表 30）。

[病理和临床应用] 若本脉有病，阴气偏胜，阳气不足时，就会发生阴厥，或者困倦目闭而不能张开；如本脉拘急，阳蹻纵缓，可以形成足内翻。临床上本脉除了可治以上各病外，因其脉沿喉咙，又为肾经的别脉，所以治疗喉痛症往往取用本脉的照海穴。②

① 《难经·二十九难》云：阳蹻为病，阴缓而阳急。
② 《难经·二十九难》云：阴蹻为病，阳缓而阴急。

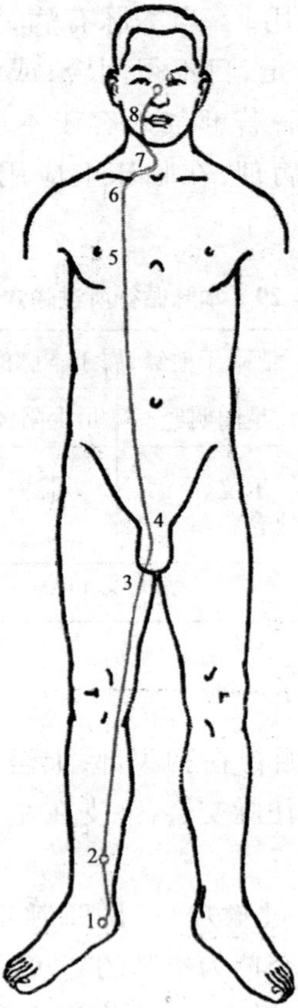

图 29 阴蹻脉经脉循行示意图

1. 其脉起于跟中然谷穴之后；2. 上内踝之上；3. 直上循阴股；4. 入阴；5. 上循胸里；6. 入缺盆；7. 上出人迎之前；8. 入頄内廉；9. 属目内眦，合于太阳。

表 30 本脉循行所过腧穴表

项目	依附于他经，属于本脉的腧穴	
	足少阴经	足太阳经
腧穴名	照海、交信	睛明
合计	左右各 3 穴	

第五章 络 脉

一、一般概念

《灵枢·脉度》说:"经脉为里,支而横者为络,络之别者为孙。"络脉自经脉别出,本身再分出无数细支,就是孙络;络脉和孙络遍布全身,如网罗一样,组成了一个网络系统,来辅佐经脉循环的不及。如以自然界现象来作比喻,则经脉是江河的干线,络脉为分流交错,起灌溉作用的沟渠。其分布所在一般比较浮浅,常可在体表见到。《灵枢·经脉》曾说:"经脉者常不可见,诸脉之浮而常见者皆络脉也。"由此可知经脉和络脉在分布的部位上也有深浅的不同,但是所有的络脉必皆隶属于经脉。在生理上除了能起渗灌肢节,濡养全身的作用外,部分络脉还可以联络十二经脉,传注周流,使成表里配偶的关系。这就是"十五络脉"。

十五络脉自本经别出处皆有一定的腧穴。例如手太阴肺经从列缺别出,手阳明大肠经从偏历别出……等。但是由于络脉分而又分,到络入与其为表里的他经时,已成无数细支,不能指出其一定的部位来,所以《灵枢·经脉》中只记载十五络脉别出处的腧穴而没有络入处的一定部位,其故即在于此。

络脉出入正经,皆以腧穴为注输的点站。《灵枢·小针解》说:"节之交三百六十五会者,络脉之渗灌诸节者也。"据此,则知腧穴介于经脉和络脉之间,是两者借以连接的枢纽。

络脉的病理情况，实症时可以分由表及里和由里达表二方面来叙述。《素问·皮部论篇》说："邪客于皮，则腠理开，开则邪入客于络脉，络脉满，则注于经脉，经脉满，则入舍于腑脏也。"这种由络而经的病理机转，乃是病邪由表及里的传导经过。但若病由内生，在于气血方面，则必然初病在经脉，经病气滞的结果，才会引起络脉中郁血瘀凝。络脉的虚症，也和经脉的虚症一样，可由络脉本身的元气不足或者由于全身性的气血虚弱而致。这种虚实的病理状况，尤其在十五络脉更显重要。《灵枢·经脉》有详细的记载，下面各论中将分别讨论。

诊断络脉虚实的根据，"经脉"中也指出："凡此十五络者，实则必见，虚则必下。"在络脉的实症时，邪壅血瘀，络脉之气不通，所以在体表部就可以看到结滞的络脉郁血而显现；相反，在气血不足的情况下，络脉空虚，当然就显得瘦瘪而不易在皮肤表面找到了。

除此以外，《灵枢·经脉》还说："凡诊络脉，脉色青则寒且痛；赤则有热，胃中寒，手鱼之络多青矣，胃中有热，鱼际络赤，其暴黑者，留久痹也，其有赤有黑有青者，寒热气也，其青短者，少气也。"手太阴肺经其脉出自中焦，禀胃气而行运全身，所以鱼际部的络脉，也可以诊断全身的疾病。由于气血寒则凝涩不通而作痛，故络脉必现青黑，热则淖泽而流行，络脉也就呈现黄赤；鱼际部的络脉若呈青色，表示胃中有寒，现赤色则为胃中有热，黑色甚于青色，所以更为严重，是郁滞很久的痹症，赤、黑、青三色互现，乃是寒热交替的疾病，如阴寒偏盛，阳气不足，当然络脉是青而且短了，阳主气，所以症状上也就呈现出少气不足以息的现象。

治疗络脉疾病的方法，实症可用三棱针刺络放血，或用交经缪刺的方法，将在以后刺灸法汇论中讨论。络脉的虚症，因为由于气血衰枯，脉气下陷而致，所以应该施用灸法。兹将十五络脉介绍于下。

二、十五络脉各论

（一）手太阴之别

［循行部位］　手太阴经主要的别络，起始处的腧穴名叫列缺。从手腕上侧的分肉之间发起，和本经并行，直入掌中，散布在鱼际处。脉气由本别络传注于手阳明经（图30）。

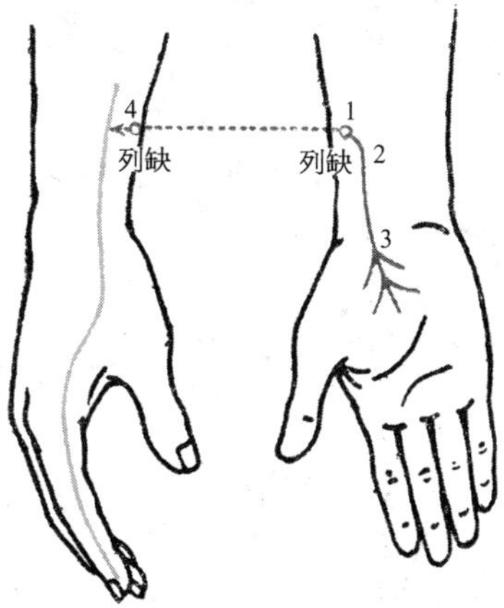

图30　手太阴经别络循行示意图

1. 名曰列缺；2. 起于腕上分间，并太阴之经；3. 直入掌中，散入于鱼际；4. 别走阳明也。

［病理］　若本络脉邪气有余，发生实性病变时，在掌后高骨部和掌部常常发生热感；肺气不足，络脉空虚时，常见呵欠、小便频数等症状。治疗这几种疾病，可以取用列缺。部位在腕后一寸五分。①

① 《灵枢·经脉》云：其病实则手锐掌热，虚则欠㰦，小便遗数。取之去腕寸半。

（二）手少阴之别

［循行部位］ 手少阴经主要的别络，起始处的腧穴名叫通里。部位在腕后一寸半，别出上行，和本经相并，入于心中，上连舌根，属于目系，脉气由本别络别走手阳明大肠经（图 31）。

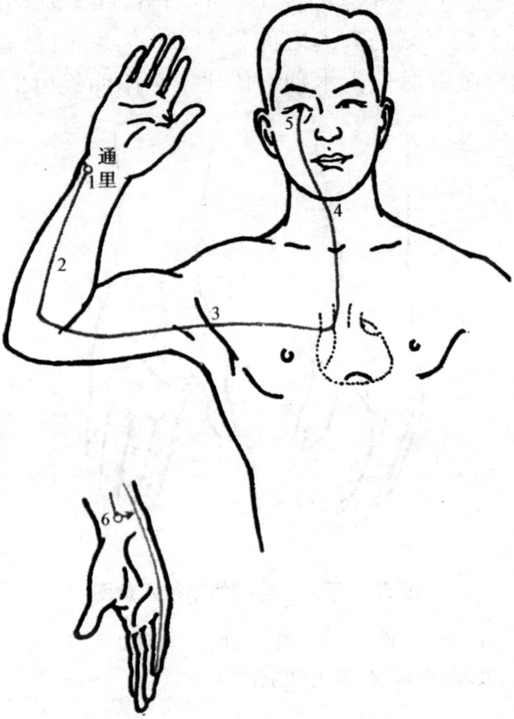

图 31 手少阴经别络循行示意图

1. 名曰通里，去腕一寸半；2. 别而上行；3. 循经入于心中；4. 系舌本；5. 属目系；6. 别走太阳也。

［病理］ 如属本络脉气有余的实证，由于本经之脉下膈络小肠，所以膈下支撑而不舒畅；若本络脉气不足，不能上济舌根，可见不能言语。治疗以上各症，当取通里穴施治。部位

在掌后一寸处。①

（三）手厥阴之别

［循行部位］　手心主厥阴经的主要别络，起始处的腧穴名叫内关。在腕上二寸处，上行出两筋之间，沿本经上行，连系心包络（图 32）。

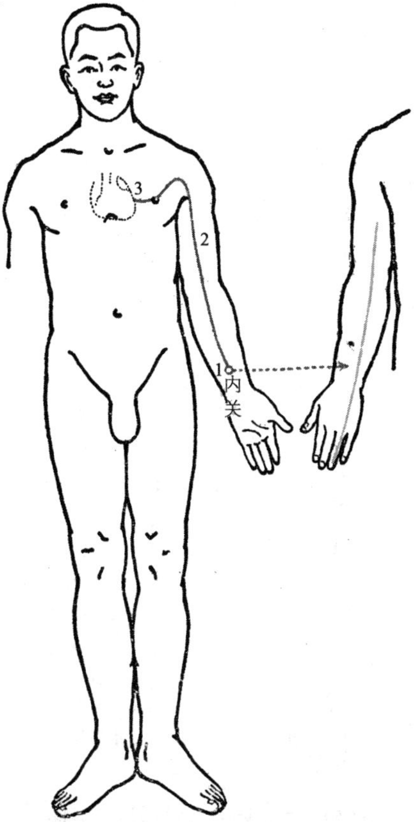

图 32　手厥阴经别络循行示意图

1. 名曰内关。去腕两寸，出于两筋之间；2. 循经以上；3. 系于心包络。

① 《灵枢 · 经脉》云：其实则支膈，虚则不能言。取之掌后一寸。

［病理］　如属心系邪盛的实症，常见心痛；如脉气不足，多见烦躁。治疗时可取内关穴，在两筋之间。①

（四）手太阳之别

［循行部位］　手太阳经主要的别络，起始处的腧穴名叫支正。在腕上五寸处，注入手少阴心经；其另一支脉，上沿肘部，上络于肩前髃骨处（图 33）。

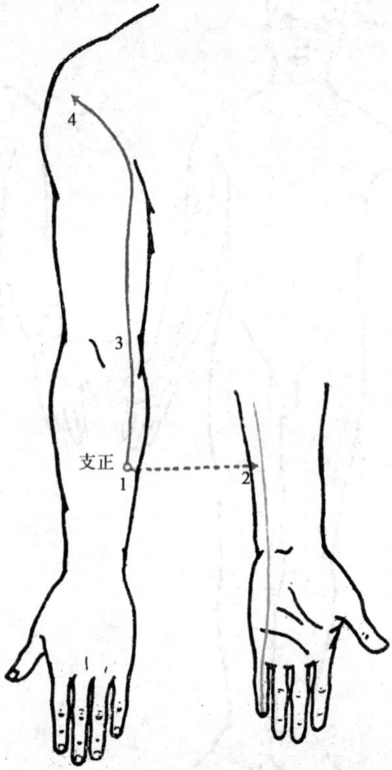

图 33　手太阳经别络循行示意图

1. 名曰支正。上腕五寸；2. 内注少阴；3. 其别者，上走肘；4. 络肩髃。

① 《灵枢·经脉》云：心系实则心痛，虚则为烦（《灵枢·经脉》原为：虚则头强，很不易理解，故根据《太素》的记载，改作虚则为烦）。取之两筋间也。

［病理］　如本络邪实有余，则络脉不通，常见关节弛缓，肘部残废而不能运用；虚症时，血气不行，就会发生赘疣，小的如指间痂疥。治疗这些疾病，可取支正穴施治。①

（五）手阳明之别

［循行部位］　手阳明经主要的别络，起始处的腧穴名叫偏历。部位在腕后三寸处，别行走入手太阴经；另一支络，沿臂并本经上行至肩髃，到曲颊部，网络于齿龈；又有一支络，入耳中，会合耳目部所聚集的诸经主脉（宗脉）（图34）。

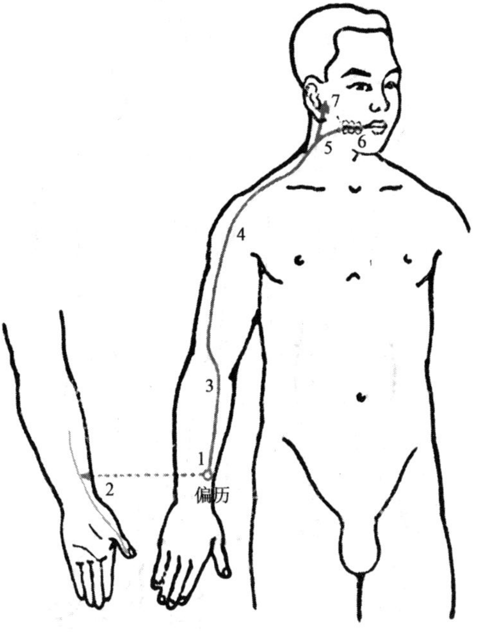

图34　手阳明经别络循行示意图

1. 名曰偏历。去腕三寸；2. 别入太阴；3. 其别者，上循臂；4. 乘肩髃；5. 上曲颊；6. 偏齿；7. 其别者，入耳，合于宗脉。

① 《灵枢·经脉》云：实则节弛，肘废，虚则生疣，小者如指痂疥。取之所别也。

［病理］　若本络邪气有余，络道不通，常见齿龋、耳聋；如经气不足，常见牙齿冷痛，由于本经之脉络肺下膈属大肠，所以经气不足，胸膈之间的气化不能行运，膈间就会闭塞不通。治疗上述各病，可以取此别络偏历穴施治。①

（六）手少阳之别

［循行部位］　手少阳经主要的别络，起始处的腧穴名叫外关。部位在腕后二寸，这条络脉向外绕行于臂部，注入胸中，和手厥阴心包络相合（图 35）。

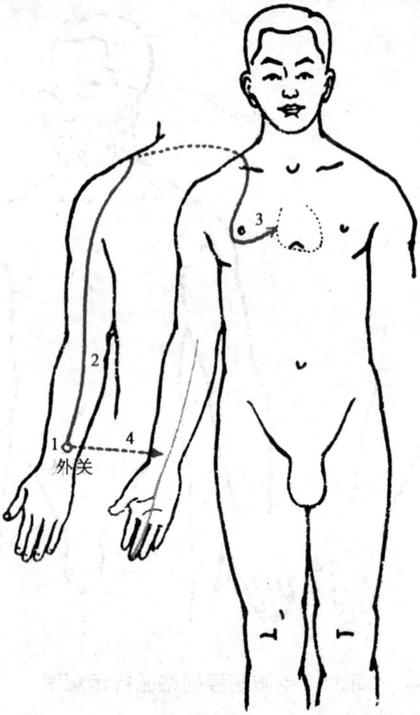

图 35　手少阳经别络循行示意图

1. 名曰外关。去腕二寸；2. 外绕臂；3. 注胸中；4. 合心中。

① 《灵枢·经脉》云：实则龋聋，虚则齿寒痹膈。取之所别也。

［病理］ 若本络邪气郁盛，发生实性病变时，常见肘关节拘挛；如正气不足，络脉空虚时，可见肘臂纵缓不能收引。治疗这些病，必取外关穴。①

（七）足太阳之别

［循行部位］ 足太阳经主要的别络，起始处的腧穴名叫飞扬。在外踝上七寸处，别走足少阴肾经（图36）。

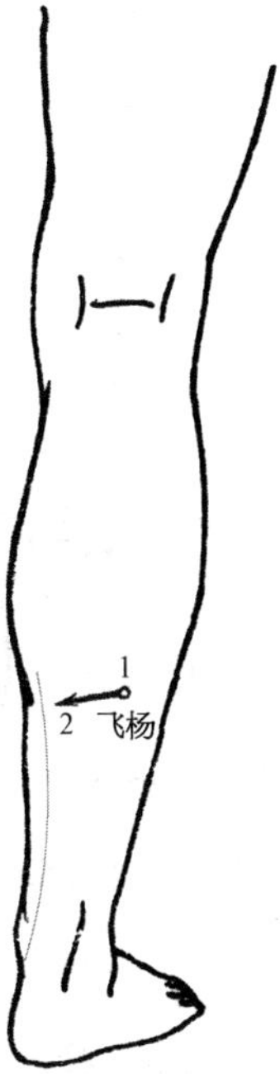

图36 足太阳经别络循行示意图

1. 名曰飞扬。去踝七寸；2. 别走少阴。

［病理］ 若本络邪气有余发生实性病变时，常见鼻流清涕，窒塞不通，头部和背部疼痛；如本络脉气不足，发生虚性病变

① 《灵枢·经脉》云：病实则肘挛，虚则不收。取之所别也。

时，多见鼻流清涕，或出鼻血。治疗以上各病，应该取飞扬穴。①

（八）足少阳之别

［循行部位］ 足少阳经主要的别络，起始处的腧穴名叫光明。在外踝上五寸处，别走足厥阴肝经，下行络于足背（图 37）。

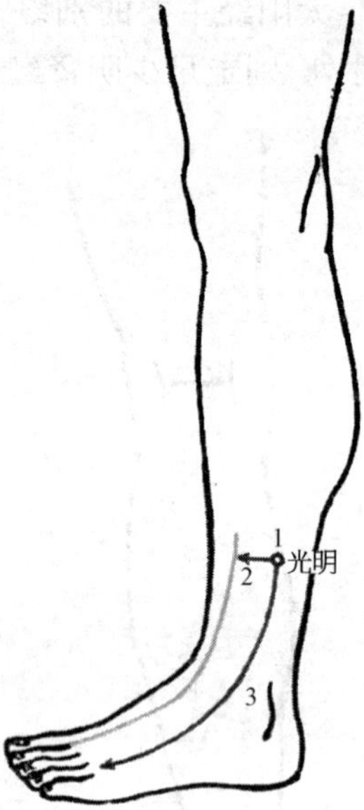

图 37 足少阳经别络循行示意图

1. 名曰光明。去踝五寸；2. 别走厥阴；3. 下络足跗。

［病理］ 如本络邪气有余，脉气厥逆而不下行足背，就会发生足部厥冷；如正气不足，多见足软无力，就是痿躄症，严重时表里同病，肝经之气也会不足，肝者罢极之本，其充在筋，肝虚筋痿，患者坐着就不能自己站立起来。治疗以上各病，可取用光明穴。②

① 《灵枢・经脉》云：实则热窒，头背痛，虚则鼽衄。取之所别也。
② 《灵枢・经脉》云：实则厥，虚则痿躄，坐不能起。取之所别也。

（九）足阳明之别

［循行部位］ 足阳明经主要的别络，起始处的腧穴名叫丰隆。部位在足外踝上八寸，别走足太阴脾经；另有一条支络，沿胫骨外缘上行网络于头项部，并在缺盆部会合其他各经的脉气，下络于咽喉（图 38）。

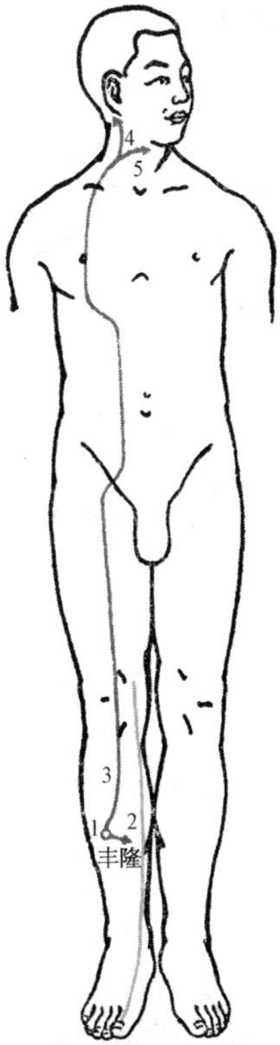

图 38 足阳明经别络循行示意图

1. 名曰丰隆。去踝八寸；2. 别走太阴；3. 其别者，循经骨外廉；4. 上络头项，合诸经之气；5. 下络喉咙。

［病理］ 假使本络脉气厥逆，常见喉痹和突然不能讲话等症；脉气有余的实证，如阳气相并于上，则发癫狂；脉气不足

的虚证,如因为气血两亏,所以足缓不收,胫部枯瘘。治疗这些疾病,可取本经的别络丰隆穴。①

(十) 足太阴之别

［循行部位］ 足太阴经主要的别络,起始处的腧穴名叫公孙。部位在足大趾本节后一寸处,别走足阳明胃经;其另一支别,入络肠胃之间(图 39)。

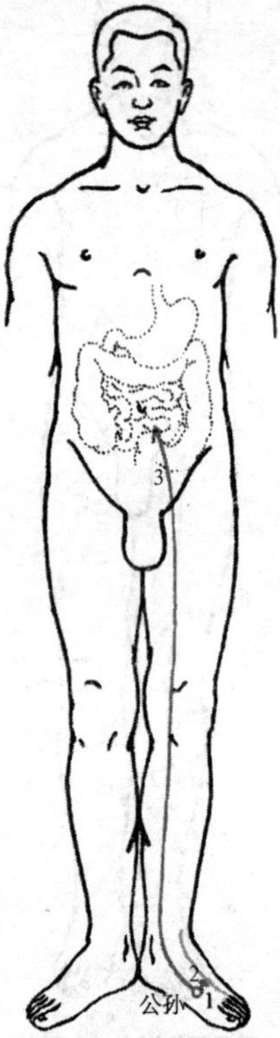

图 39 足太阴经别络循行示意图

1. 名曰公孙。去本节之后一寸; 2. 别走阳明; 3. 其别者,入络肠胃。

① 《灵枢·经脉》云:其病气逆,则喉痹,瘁喑,实则狂巅,虚则不收,胫枯。取之所别也。

［病理］ 若本络脉气厥逆上至肠胃，则挥霍撩乱而为霍乱；如脉气有余，滞而不行，常见肠中疼痛而不移；脉气不足，则腹中气机不运，常见鼓胀。治疗时可以取公孙穴。①

（十一） 足少阴之别

［循行部位］ 足少阴经主要的别络，起始处的腧穴名叫大钟。当内踝后绕过足跟，别走足太阳膀胱经；另有一支别络，和本经正脉相并上行，走到心包络下，再向外贯穿腰脊（图40）。

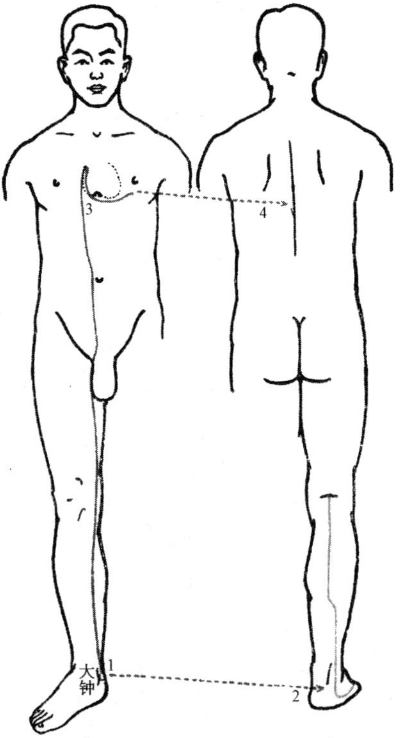

图40 足少阴经别络循行示意图

1. 名曰大钟。当踝后绕跟；2. 别走太阳；3. 其别者，并经上走于心包下；4. 外贯腰脊。

① 《灵枢·经脉》云：厥气上逆则霍乱，实则肠中切痛，虚则鼓胀。取之所别也。

［病理］ 如本络有病，脉气上冲，干扰了心中的阳气，可以发生烦心、胸闷等症状；若邪气有余，入传膀胱，阻塞气机，常见小便不通，就是闭癃症；脉气不足，肾虚则发腰痛。治疗这些疾病，可取大钟穴。①

（十二）足厥阴之别

［循行部位］ 足厥阴经主要的别络，起始处的腧穴名叫蠡沟。部位在足内踝上五寸，别走足少阳胆经；其中别行的一支，经胫骨上至睾丸，结于阴茎（图 41）。

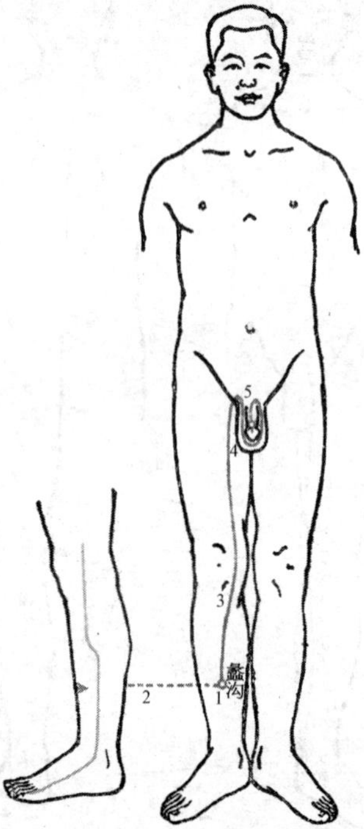

图 41 足厥阴经别络循行示意图

1. 名曰蠡沟。去内踝五寸；2. 别走少阳；3. 其别者，经胫；4. 上睾；5. 结于茎。

① 《灵枢·经脉》云：其病气逆则烦闷，实则闭癃，虚则腰痛。取之所别也。

［病理］　如本络发生病变，脉气上逆，多见睾丸肿胀及突然发作疝气；在邪气有余的实证时，常见阴茎挺长，勃起不倒；正气不足的虚证，则阴部暴痒。治疗这些疾病，可取用蠡沟穴。①

（十三）任脉之别

［循行部位］　任脉主要的别络，起始于尾翳穴（即鸠尾的别名）处。下沿鸠尾骨，散入腹中（图 42）。

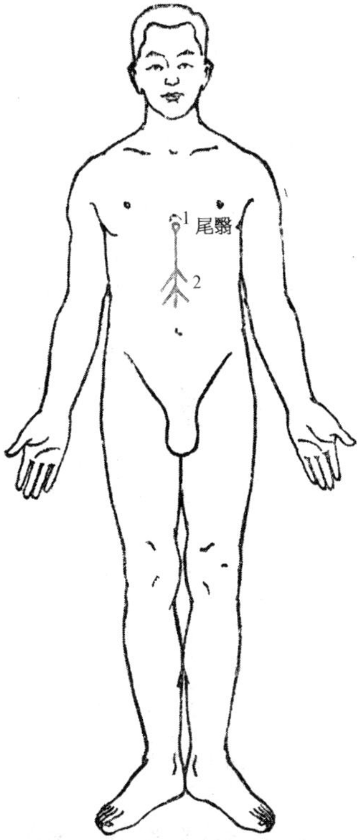

图 42　任脉经别络循行示意图

1. 名曰尾翳；2. 下鸠尾，散于腹。

① 《灵枢·经脉》云：其病气逆则睾肿卒疝，实则挺长，虚则暴痒。取之所别也。

［病理］ 若邪气有余,发生实性病变时,腹部皮肤会疼痛;在正气不足的虚症中,常见腹部皮肤瘙痒。治疗时,可以取用尾翳穴。①

（十四）督脉之别

［循行部位］ 督脉主要的别络,起始处在长强穴。挟脊膂上行到项部,散于头上,下行到肩胛左右,别走足太阳经,入内贯穿脊柱两旁的肌肉(图43)。

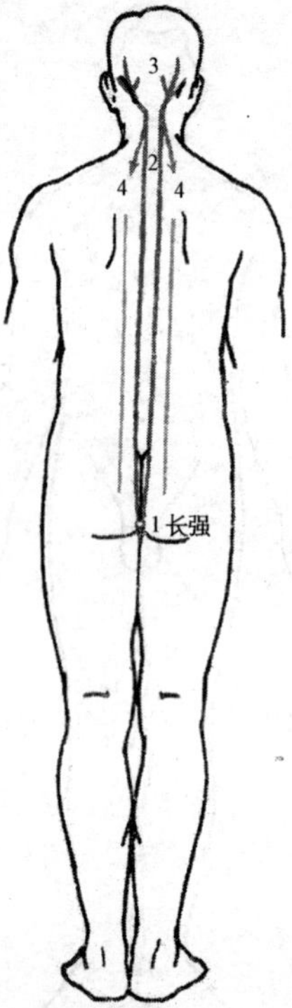

图43 督脉经别络循行示意图

1. 名曰长强; 2. 挟脊上项; 3. 散头上; 4. 下当肩胛左右,别走太阳,入贯膂。

① 《灵枢·经脉》云:实则腹皮痛,虚则痒搔。取之所别也。

［病理］ 若本络邪气有余，发生实性病变时，常见脊柱强直；如正气不足，而成虚性病变，则头部沉重，难以支持，因而摇晃不能安宁。治疗时当取用长强穴。①

（十五）脾之大络

［循行部位］ 脾脏的大络，起始处的腧穴名叫大包。在渊液下三寸处，别出分布于胸胁（图 44）。

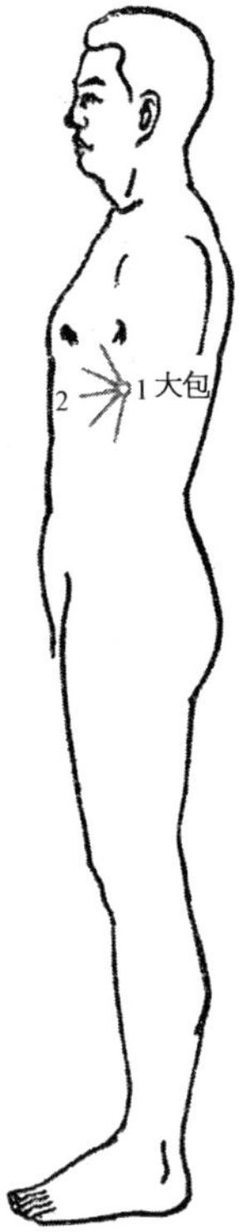

图 44 脾之大络循行示意图

1. 名曰大包，出渊液下三寸；2. 布胸胁。

① 《灵枢·经脉》云：实则脊强，虚则头重，高摇之，挟脊之，有过者。取之所别也。

［病理］　由于本络包罗全身诸络的血液，所以邪气有余，发生实证时，全身诸络脉气壅塞不通，就会一身都疼痛；正气不足，而成虚证时，则全身诸络之气，皆陷下不举，常可发生四肢百节纵缓不收。此脉好像网罗般绕络全身，统诸络脉，故如瘀血凝滞，皆当取脾之大络施治。①

① 《灵枢·经脉》云：实则身尽痛，虚则百节尽皆纵。此脉若罗络之血者，皆取之脾之大络脉也。

第六章　十　二　经　筋

一、一 般 概 念

经筋是附属于十二经脉的筋肉系统，也是机体除了经脉循环系统以外，表浅部分筋肉间相互关联的循行体系。我们平时所称的筋肉，仅是指解剖学上单一的形质而言，而经筋则是概括了若干单一形质的筋肉，结合其在生理上和十二经脉有关，以及其循行分布的部位等特征归纳而成的。由于筋肉本身必须依靠经气来濡养，而经脉循环渗灌所及的部分各经都有一定的区域，所以十二经筋皆隶属于十二经脉，而以经脉为名。例如足太阳之筋，就是指足太阳膀胱经所属的筋肉系统。其余各经均皆类此。也因为经筋是由筋肉组成，所以其在病理上所反映的症状，一般都是体表部筋肉的疾患。但是须要明确，基于经筋和经脉在生理上的关系，经筋的疾病也往往和经脉内脏的病理影响有关，在临床上这种事实，固已屡见不鲜。所以经筋的病虽在体表，但是在诊疗时必须联系经脉内脏的关系共同考虑，决不可单纯地认为病在外部，而忽略了内脏的病理影响，这是十分重要的。

在生理方面，人体的筋有刚柔的不同。刚筋都分布在四肢项背骨骼附近，坚而有力，可以联缀四肢百骸；柔筋都在胸腹头面，柔而纤细，有相互维系的作用。手足三阳之筋行于外，刚者较多；手足三阴之筋行于内，柔者较多。所以十二经筋总括刚筋柔筋的功能而有联缀百骸，维系周身的功用。

十二经筋循行分布的特点，其经过部位大体上和十二经脉一致。所有异者，经脉内连脏腑，是通行血气的隧道，所以是顺逆交错，相互衔接，周流贯通的，而经筋的走向，各经大致相同，都起于四肢指爪之间，结聚于肢节骨解之上，而最后终止于头项部，并不内入脏腑。十二经筋之中，足三阴和足阳明之筋，都上聚于阴器，所以阴器又名宗筋。肝脏主一身之筋，因此足厥阴经的柔筋，结聚于阴器之后，散行维络诸筋，而起统束健运的作用。

在治疗上，各经经筋有病，若为寒邪所致，多见拘急的症状，可以采用燔针劫刺法。在进针以后，用火在针尾燃烧加温，可以祛散寒邪。目前以艾代火，就是温针。一般可将局部痛处作为腧穴，当然也可选配邻近的经穴一同应用。在热症时，多见筋肉纵缓，不能收持，这就要用速刺疾出的手法，来泄泻阳邪，不能应用燔针。如与内脏病理有关时，则应首先权衡缓急，分别标本，以急则治标，缓则治本的原则，从调理内脏的关系入手，来决定施治方针。现将各经筋的循行部位和病候，分别说明于后。

二、各　论

（一）足太阳之筋

［循行部位］　足太阳的经筋，起于小趾外侧端，沿足跗外侧，上结于足外踝附近，斜上结聚于膝腘外侧；在下面的那支，沿足外踝结聚于足踵部，上沿足跟，结于膝腘处的委中穴；别行的另一支，自外踝上行结聚于腿肚外侧（飞扬穴）处，到膝腘内，和前面的筋在委中穴处相并，再上行结于臀部（会阳穴处），上挟脊柱两旁，到项部分支，其中别行的一支结于舌根，直行的那支上结于枕骨，过头顶，下至颜面，结聚于鼻两旁；从这里分出一条支筋，经过上眼胞，而为目之上纲，下行结聚于頄部（图 45）。

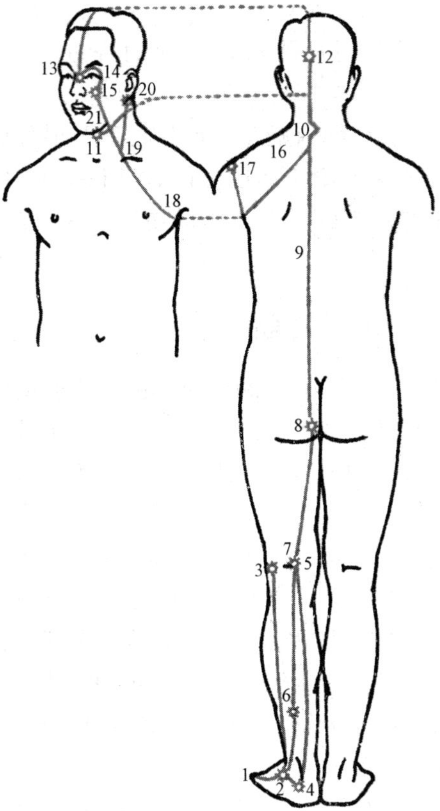

图 45　足太阳经经筋循行示意图

1. 起于足小趾；2. 上结于踝；3. 斜上结于膝；4. 其下循足外踝，结于踵，上循跟；5. 结于腘；6. 其别者，结于踹外；7. 上腘中内廉与腘中并；8. 上结于臀；9. 上挟脊；10. 上项；11. 其支者，别入结于舌本；12. 其直者，结于枕骨，上头；13. 下颜，结于鼻；14. 其支者，为目上纲；15. 下结于頄；16. 其支者，从腋后外廉；17. 结于肩髃；18. 其支者，入腋下；19. 上出缺盆；20. 上结于完骨；21. 其支者，出缺盆，斜上出于頄。

其支出的筋，从项下大椎、陶道穴处分出，经过腋后侧外面，上行结聚于手阳明的肩髃穴处；另一条支筋入腋下，向前上行到缺盆中，到耳后完骨处相结；再有一条支筋，从缺盆处别出，斜上到颧髎穴处和前面绕过上眼胞下行的支筋相接。

［病候］ 本经筋有病时，足小趾掣引跟部肿痛，膝腘部拘挛，脊柱反张，项部的筋拘急，肩不能上举，腋部到缺盆处牵引作痛，好像被人扭折一样，肩部不能左右摇摆。这种症状名为“仲春痹”。①

（二）足少阳之筋

［循行部位］ 足少阳的经筋，起于足第4趾端，上行结聚于外踝前（丘墟穴处），上沿胫骨外缘，结于膝外侧（阳陵泉处）；其支出的筋，自外辅骨处别行，上走髀部，向前分出一支结聚于伏兔处；向后也分出一支结聚于尻部；直行的筋，上越季胁，夹脊两旁的空软处，上到腋前，系于侧胸部，结聚于缺盆；直行的筋，从腋下贯穿缺盆，出足太阳经筋的前面，沿耳后，上抵额角，并阴阳二蹻之脉而行，在头额部，左侧的筋维络右侧，右侧的筋维络左侧，交会于巅顶，称谓“维筋相交”，再下行到颔部，上结于頄；其中另有一条支筋，结聚于眼外角，为目之外维（图46）。

［病候］ 本经筋有病，常见足第4趾掣引转筋，牵引膝外侧抽筋，膝关节不可以屈伸，腘部的筋肉拘急，前面牵引髀部，后面牵引尻部，上面累及季胁及夹脊两旁的空软处都疼痛，缺盆部、侧胸乳部、颈部等处的筋都牵引拘急；若左头额相交到右侧的筋有病，则目不能张开；左头角受伤，可以发生右足不能运用，反之亦然。这种症状称谓“孟春痹”。②

① 《灵枢·经筋》云：其病小趾支跟肿痛，腘挛，脊反折，项筋急，肩不举，腋支缺盆中扭痛，不可左右摇……名曰仲春痹也。

② 《灵枢·经筋》云：其病小趾、次趾支转筋，引膝外转筋，膝不可屈伸，腰筋急，前引髀，后引尻，即上乘眇，季胁痛，上引缺盆，胸乳颈维筋急，从左之右，右目不开……故伤左角，右足不用……名曰孟春痹也。

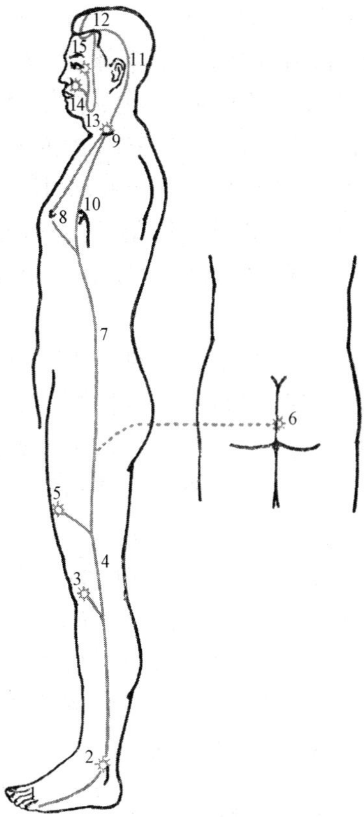

图 46　足少阳经经筋循行示意图

1. 起于小趾次趾；2. 上结外踝；3. 上循胫外廉，结于膝外廉；4. 其支者，别起外辅骨，上走髀；5. 前者，结于伏兔之上；6. 后者，结于尻；7. 其直者，上乘眇季胁，上走腋前廉；8. 系于膺乳；9. 结于缺盆；10. 直者，上出腋，贯缺盆，出太阳之前；11. 循耳后，上额角；12. 交巅上；13. 下走颔；14. 上结于頄；15. 支者，结于目眦为外维。

（三）足阳明之筋

［循行部位］　足阳明的经筋，起于足第 2 趾、第 3 趾、第 4 趾端，结集于足背部（冲阳穴处）斜行向外，到外辅骨结聚于

膝外侧，直上结于髀枢，沿胁肋，后行入内，附属于脊柱；直行的一支自足背上行，沿胫骨，结聚于膝部；从这里分出一条支筋，结于外辅骨，合足少阳的筋于阳陵泉处；直行的那支，再上沿伏兔，结聚于髀关穴处，会合足三阴之筋，聚于阴器，上行而散布在腹部，到缺盆处重复集合，上颈部，挟口吻两旁，会合足太阳、少阳之筋于颃部，到鼻旁结集，再上合足太阳之筋在目内眦（睛明穴处）；另有一支，从颊分出，结聚在耳的前面（下关穴处）。

因为足太阳的筋罗络于上眼胞，所以是眼的上纲，足阳明的筋罗络于下眼胞，所以为眼的下纲（图 47）。

［病候］ 本经筋有病，症见足第 3 趾到胫部抽筋，脚部筋肉跳动而坚硬，股前伏兔处抽筋，髀前侧肿而疼痛，也可以发生㿗疝，或者腹部筋肉拘急，牵引缺盆部和颊部，若颊筋有病，可以突然发生口角歪斜，属于寒性的病，则眼胞因寒收引，所以不能闭合，属于热性的，眼胞因热而纵缓，则目不能张开；颊部的筋肉有寒，则因患侧拘急，牵引口角向同侧歪斜，若有热时，患侧筋肉纵弛无力，不能胜过健侧的牵引，所以口角就歪向对侧。这种症状称谓“季春痹”。①

（四）足太阴之筋

［循行部位］ 足太阴的经筋，起于足拇趾内侧端，上行结聚于内踝前下方（商丘穴处）；其中直行的一支，结于膝盖内侧辅骨之旁（阴陵泉处），上沿股内侧，结于髀部，上聚于阴器，到腹部结集于脐孔，沿腹里，内结于肋，散为柔细的筋，布于胸中；其中内行的一条支筋，由阴器和足少阴之筋并行，上走附着于脊柱（图 48）。

① 《灵枢·经筋》云：其病足中趾支胫转筋，脚跳坚，伏兔转筋，髀前肿痛，㿗疝，腹筋急，引缺盆及颊，卒口僻，急者，目不合，热则筋纵，目不开，颊筋有寒，则急，引颊移口，有热则筋弛纵，缓不胜收，故僻……名曰季春痹也。

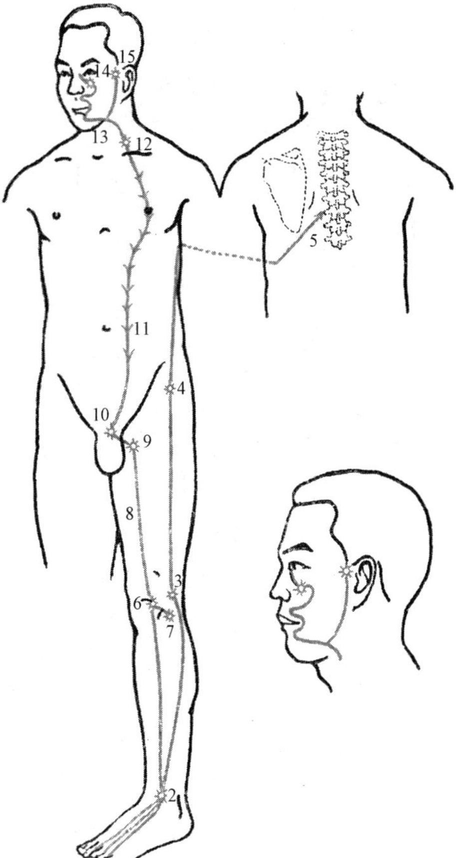

图 47 足阳明经经筋循行示意图

1. 起于中三趾；2. 结于跗上，斜外上，加于辅骨；3. 上结于膝外廉；4. 直上结于髀枢，上循胁；5. 属脊；6. 其直者，上循骭，结于膝；7. 其支者，结于外辅骨，合少阳；8. 其直者，上循伏兔；9. 上结于髀；10. 聚于阴器；11. 上腹而布；12. 至缺盆而结；13. 上颈，上挟口；14. 合于頄，下结于鼻，上合于太阳，太阳为目之上纲，阳明为目之下纲；15. 其支者，从颊结于耳前。

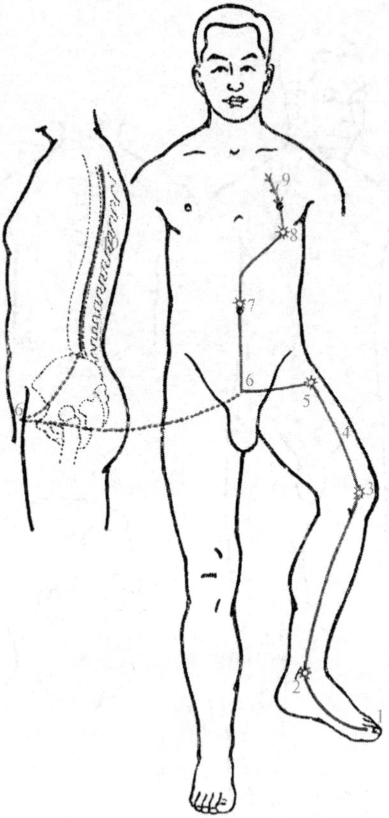

图 48　足太阴经经筋循行示意图

1. 起于大趾之端内侧；2. 上结于内踝；3. 其直者，络于膝内辅骨；4. 上循阴股；5. 结于髀；6. 聚上阴器，上腹；7. 结于脐，循腹里；8. 结于肋；9. 散于胸中；10. 其内者，着于脊。

［病候］　本经筋有病，可见足拇趾掣引足内踝抽筋而兼疼痛，膝盖内辅骨处痛，股内侧连髀枢痛，阴器痛，牵引脐腹两胁作痛，以及胸两旁和脊柱内痛。这种症状称谓"孟秋痹"。①

① 《灵枢·经筋》云：其病足大趾支内踝痛，转筋痛，膝内辅骨痛，阴股引髀而痛，阴器纽痛，下引脐两胁痛，引胸中脊内痛……名曰孟秋痹也。

（五）足少阴之筋

［循行部位］　足少阴的经筋，起于足小趾的下面，和足太阴脾经的筋并行，斜走内踝骨的下方，结聚于足踵部，与足太阳的筋相合，再由足踵内侧上行，结于内辅骨下（阴谷穴

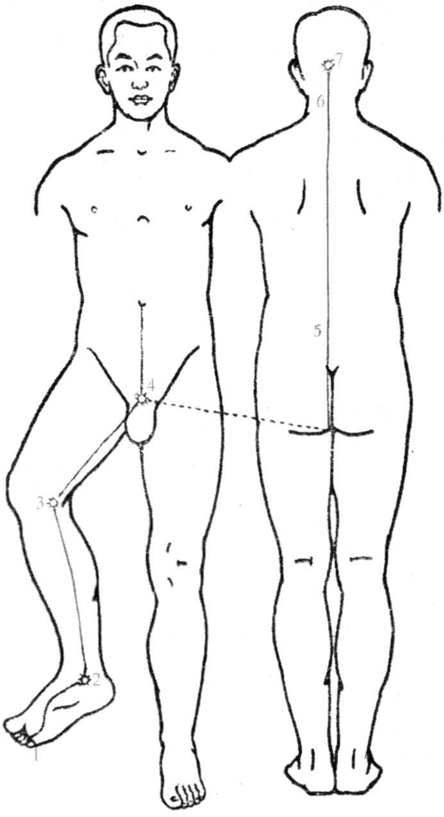

图 49　足少阴经经筋循行示意图

1. 起于小趾之下，并足太阴之筋，斜走内踝之下；2. 结于踵；3. 与太阳之筋，合而上结于内辅之下；4. 并太阴之筋而上，循阴股，结于阴器；5. 循脊内，挟膂；6. 上至项；7. 结于枕骨，与足太阳之筋合。

处),并足太阴脾经的筋而行,上沿股内侧,过横骨,结于阴器而内行,由胞宫上行联系两肾之间,并冲脉内沿脊柱两旁,挟膂肉上行到项部,和足太阳的筋相合,结集于枕骨处(图49)。

[病候] 本经筋有病时,常见足下转筋,凡属本经筋所分布的部位和所结聚处,皆抽筋疼痛;本经筋肉主要的疾病有痫症、拘挛症、痉症等,若病在背侧的筋肉,身体就不能前俯,在腹侧的就不能后仰,所以背侧阳面的筋肉有病拘急时,腰部就向后反折而不能前,腹部阴面的筋肉拘急时身体前俯而不能仰,这种症状,名为"仲秋痹"。如若本经筋反折曲纽,发作太剧烈,或次数太多,往往不治而死。这是因为肾主津液而为藏精之所,统水火二气而为一身之根本。筋者靠阴精的濡养和阳气的充实,才能发挥运动的作用。现在纽折发作过甚,则阴精和阳气两相耗竭,天一生气之原枯涸,当然是死症了。①

(六) 足厥阴之筋

[循行部位] 足厥阴的经筋,起于足拇趾上,上行结聚于内踝前(中封穴处),上沿胫骨,结于内辅骨前的下方(曲泉穴处),上行沿股内侧,结聚于阴器,维络其他诸经的筋(图50)。

[病候] 本经筋有病,足拇趾掣引内踝前疼痛,膝内辅骨痛,股内侧痛而抽筋,阴器不能运用,如若因房劳过度而内伤,则阴痿不举,因伤于寒,则阴器缩入,伤于热则阴器纵长挺举而不收。这称"季秋痹"。②

① 《灵枢·经筋》云:其病足下转筋,及所过而结者,皆痛及转筋;病在此者,主痫瘈及痉,在外者不能俯,在内者不能仰,故阳病者,腰反折不俯,阴病者,不能仰……此筋折纽,纽发散甚者,死不治,名曰仲秋痹。

② 《灵枢·经筋》云:其病足大趾支内踝之前痛,内辅痛,阴股痛,转筋,阴器不用,伤于内则不起,伤于寒则阴缩入,伤于热则纵挺不收……名曰季秋痹也。

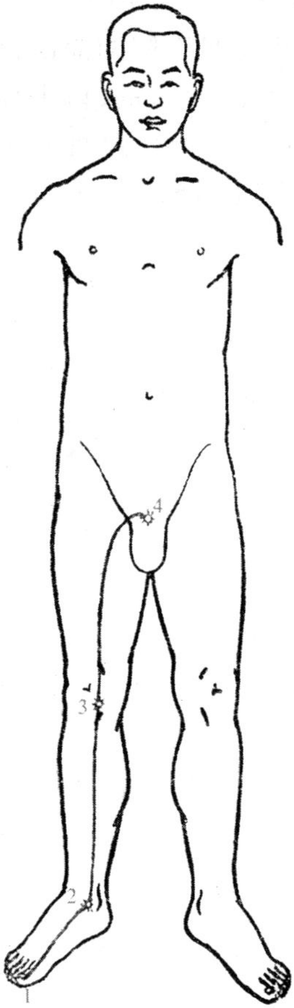

图 50 足厥阴经经筋循行示意图

1. 起于大趾之上；2. 上结于内踝之前，上循胫；3. 上结内辅之下，上循阴股；4. 结于阴器，络诸筋。

（七）手太阳之筋

［循行部位］ 手太阳的经筋，起自手小指端，上行结聚于手外侧腕部（腕骨、阳谷穴处），沿前臂内侧，结于肘内高骨之后（小海穴处），若以手指弹击前处，可以有酸麻的感觉传

导到小指上，这条筋，上行入结于腋下；其支出的筋，走到腋后侧，上绕肩胛，沿颈，出走足太阳的前面，结集于耳后完骨处；其别行的一支，入于耳中；直行的，再出耳上，结于颔部，连属目外眦；颈部本来的那支，上行到曲牙部，沿耳前，上属目外眦，到额部，结集于额角（图 51）。

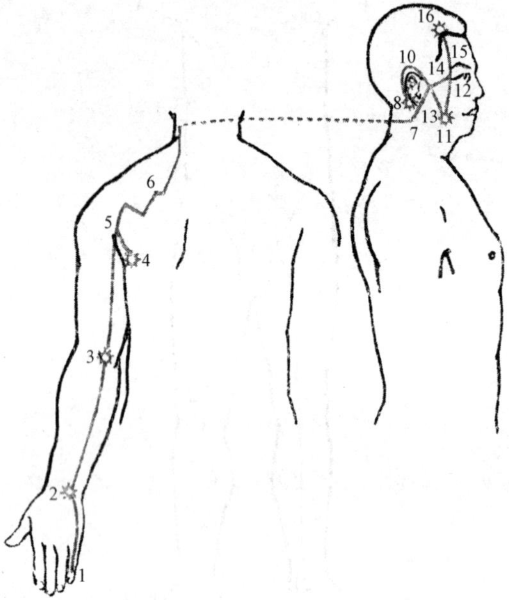

图 51　手太阳经经筋循行示意图

1. 起于小指之上；2. 结于腕；3. 上循臂内廉，结于肘内锐骨之后，弹之应小指之上；4. 入结于腋下；5. 其支者，后走腋后廉；6. 上绕肩胛；7. 循颈，击走太阳之前；8. 结于耳后完骨；9. 其支者，入耳中；10. 直者，出耳上；11. 下结于颔；12. 上属目外眦；13. 本支者，上曲牙，循耳前；14. 属目外眦；15. 上额（《灵枢》原文作颔，疑额之误）；16. 结于角。

［病候］　本经筋有病，从手小指牵引肘内侧高骨后缘到腋下作痛，腋后方痛，绕肩胛引颈疼痛，耳中鸣响，并且累及颔部痛，必须闭目很久才能看清东西，如若颈部的筋拘急，就会发生筋瘘、颈肿等症状，若颈部本来的支筋有病，当其循行所

过处皆会掣引转筋。这种症状称谓“仲夏痹”。①

（八）手少阳之筋

［循行部位］　手少阳的经筋，起于环指端，结于腕上（阳池穴处），上行沿前臂两骨之间，结集于肘部，绕过臑外侧，到肩部，上走颈，与手太阳的筋相合；另一条支筋，当曲颊部，入

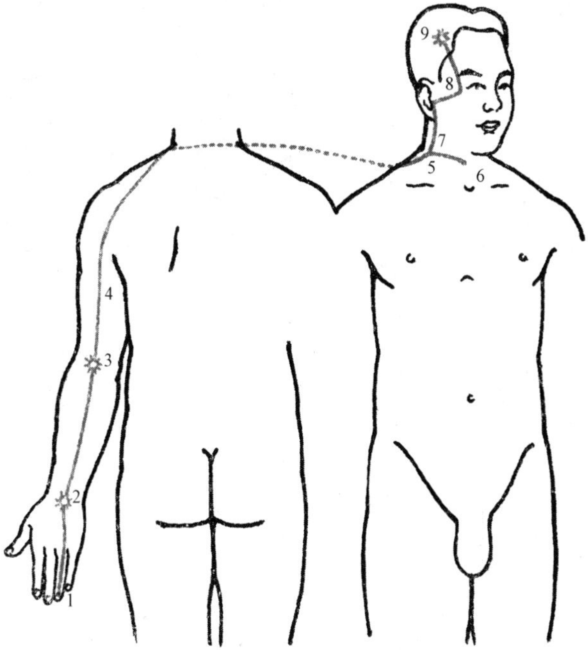

图52　手少阳经经筋循行示意图

1. 起于小指次指之端；2. 结于腕中；3. 循臂，结于肘；4. 上绕臑外廉，上肩走颈合手大阳；5. 其支者，当曲颊；6. 入系舌本；7. 其支者上曲牙，循耳前；8. 属目外眦；9. 上乘额（《灵枢》原作颔，今从《太素》），结于角。

① 《灵枢·经筋》云：其病小指支肘内锐骨后廉痛，循臂阴，入腋下，腋下痛，腋后廉痛，绕肩胛，引颈而痛，应耳中，鸣痛引颔，目瞑良久，乃得视；颈筋急，则为筋瘘颈肿……当所过者，支转筋……名曰仲夏痹也。

系舌根；又一条筋，上曲牙部，沿耳前，联属目外眦，上过额部，结于头角（图 52）。

［病候］　本经筋有病，则沿所过处掣引转筋，舌部卷缩。这种症状称谓“季夏痹”。①

（九）手阳明之筋

［循行部位］　手阳明的经筋，起于示指端，上行黏聚于

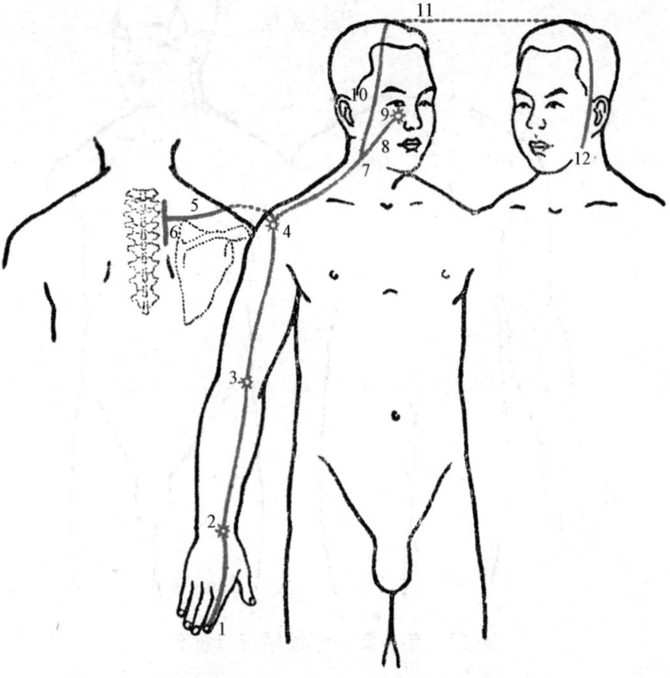

图 53　手阳明经经筋循行示意图

1. 起于大指次指之端；2. 结于腕；3. 上循臂，上结于肘外；4. 上臑，结于髃；5. 其支者，绕肩胛；6. 挟脊；7. 直者，从肩髃上颈；8. 其支者，上颊；9. 结于頄；10. 直者，上出于手太阳之前，上左角；11. 络头；12. 下右颔。

① 《灵枢·经筋》云：其病当所过者，即支转筋，舌卷……名曰季夏痹也。

腕(阳溪穴处),沿前臂上缘,到肘外侧(肘髎穴处)结集,上行经过臑部,结于髃骨部(肩髃穴处);另一支筋,绕过肩胛,到脊柱两侧;其直行的,从肩髃上颈分为二支,一支上颊部结聚于烦;直行的上行出手太阳经筋之前,到左额角,络于头部,交贯至对侧,下行到右颔部(图 53)。

[病候]　本经筋有病,当其循行所经过的部位发生掣引疼痛而转筋,肩不能上举,颈不能左右旋转看东西。这种症状名为"孟夏痹"。①

(十) 手太阴之筋

[循行部位]　手太阴的经筋,起于拇指之上,沿指上行,结聚在鱼际之后,沿行于寸口外侧,上经前臂,结聚在肘中(尺泽穴处),上臑内侧,入于腋下,出缺盆,结聚于肩前髃骨部,再上结于缺盆,下行结聚在胸里,散布贯穿胃的上口贲门部,再集合下行而到季胁部(图 54)。

[病候]　本经筋有病,当其所过的部位会发生掣引抽筋,疼痛剧烈时,可以并发息贲症,胁部拘急,甚至吐血。这种症状名为"仲冬痹"。②

(十一) 手厥阴之筋

[循行部位]　手厥阴的经筋,起于中指,上与手太阴的经筋并行,结聚于肘内侧(曲泽穴处),上行经过上臂内侧,结聚于腋下,下行散布在胁肋前后;其支出的筋,入腋散布于胸中,结聚于胃的上口贲门部(图 55)。

[病候]　本经筋有病,当其所经过的部位掣引转筋,前

① 《灵枢·经筋》云:其病当脉所过者,支痛及转筋,肩不举,颈不可左右视……名曰孟夏痹也。

② 《灵枢·经筋》云:其病当所过者支转筋,痛甚成息贲,胁急吐血……名曰仲冬痹也。

面累及胸部作痛，致成息贲症，名为“孟冬痹”。①

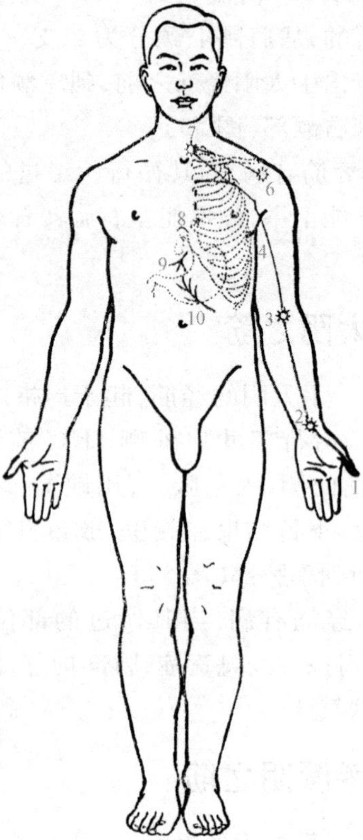

图54 手太阴经经筋循行示意图

1. 起于大指之上；2. 循指上行，结于鱼后，行寸口外侧；3. 上循臂，结于肘中；4. 上臑内廉，入腋下；5. 出缺盆；6. 结肩前髃；7. 上结缺盆；8. 下结胸里；9. 散贯贲；10. 合贲下抵季胁。

① 《灵枢·经筋》云：其病当所过者支转筋，前及胸痛，息贲……名曰孟冬痹也。

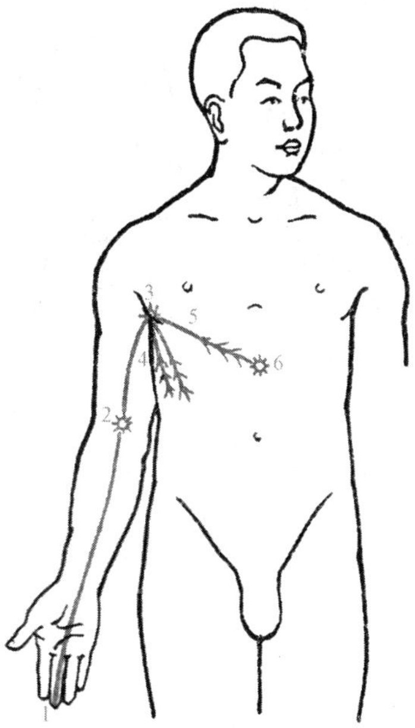

图 55　手厥阴经经筋循行示意图

1. 起于中指，与太阴之筋并行；2. 结于肘内廉；3. 上臂阴，结腋下；4. 下散前后挟胁；5. 其支者，入腋，散胸中；6. 结于贲(《灵枢》原作结于臂，疑贲之误，今从《太素》作贲)。

(十二) 手少阴之筋

[循行部位]　手少阴的经筋，起于小指内侧端，上结于掌后锐骨部(神门穴处)，再上结聚于肘内侧(少海穴处)，上行入腋下，交过手太阴之筋，挟乳内，结集在胸中，沿胃上口贲门，下行联系脐部(图 56)。

[病候]　本经筋有病时，在内的筋拘急，坚伏承于心下，就是"伏梁"。在上肢的筋有病，肘部会如罗纲一样的牵急，或者当本经筋所经过的部位，掣引抽筋，筋肉作痛，名为"季冬痹"。若已成伏梁，而病者唾血脓的，这是疾病十分严重，

已经损伤了内脏，所以是不能治疗的死症。①

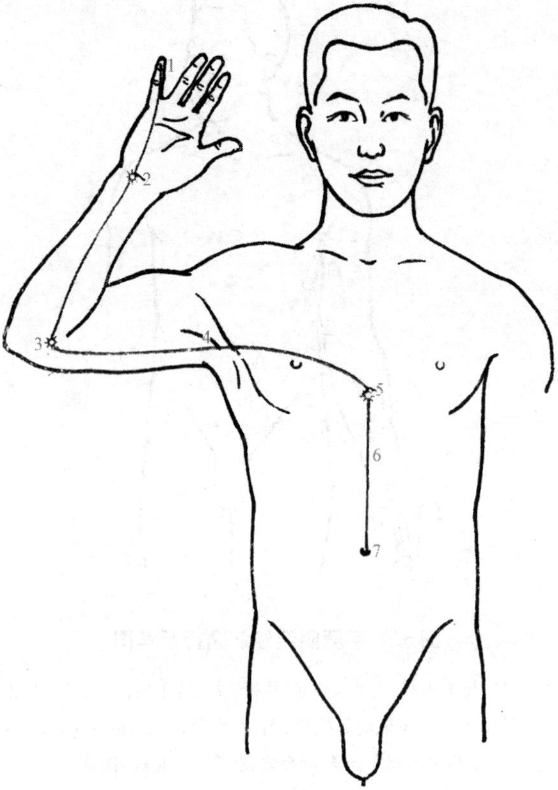

图 56　手少阴经经筋循行示意图

1. 起于小指之内侧；2. 结于锐骨；3. 上结于肘内廉；4. 上入腋，交太阴，挟乳里；5. 结于胸中；6. 循贲（《灵枢》原作臂，疑贲之误）；7. 下系于脐。

［附］　十二经皮部的概念

《素问·皮部论篇》说："凡十二经络脉者，皮之部也。"十

① 《灵枢·经筋》云：其病内急，心承伏梁，下为时网。其病当所过者支转筋，筋痛……其成伏梁，唾血脓者，死不治……名曰季冬痹也。

二经脉都有支出的络脉，这些络脉浮行于体表皮肤部，各有一定的分布区域，就是十二经皮部。各经皮部，也可以说是该经在机体表面的反应区。故“皮部论”又说：“皮者，脉之部也。”人体上不同的皮肤部分，都代表一定的经络渗灌区域。这种生理现象，在外邪内传时，表现得特别显著，那部分受了外邪，其所主宰的经络就会引起病变，甚则入传内部联属的脏腑，发生严重的疾病。所以《灵枢·邪气藏府病形》说：“诸阳之会，皆在于面，（邪）中人也……中于面，则下阳明，中于项，则下太阳，中于颊，则下少阳。”可见不同部位受了外邪，会引起不同疾病的理由，就在于此。

在诊断上，外科以痈疽发生的皮肤部位来辨别致病的经脉和内脏；在望诊中，观察面部的五色可以推断内脏所生的疾病；均属皮部的范围。在治疗上，应用小儿针叩击体表，或用火罐气吸拔皮肤表面，都能治愈内脏的疾病。其作用也是因为皮部和经脉内脏联系的影响所致。

至于十二经皮部的分布区域，大致和经脉循行所过的部位一致，严格的区别，古人没有详细的记载。这一点还有待于我们后人作进一步的研究和探讨。

附 录

一、经脉交会腧穴表

经名 \ 会穴名 \ 文献考证		《甲乙经》	《外台秘要》	《铜人腧穴图经》	《针灸大成》	《类经图翼》
手太阴（一穴）	中府	手太阴之会	手太阴之会（列入足太阴）	足太阴之会	手足太阴之会	手足太阴之会
手阳明（四穴）	臂臑	手阳明络之会	手阳阴络之会	手阳明络	手足太阳、阳维之会	手阳明之络，一曰手足太阳、阳维之会
手阳明（四穴）	肩髃	手阳明、蹻脉之会	手阳明、蹻脉之会	手阳明、蹻脉之会	手阳明、蹻脉之会	手太阳、阳明、阳蹻之会，一曰足少阳、阳蹻之会
手阳明（四穴）	巨骨	手阳明、蹻脉之会	手阳明、蹻脉之会	手阳明、蹻脉之会	手阳明、阳蹻之会	手阳明、阳蹻之会
手阳明（四穴）	迎香	手足阳明之会	手足阳明之会	手足阳明之会	手足阳明之会	手足阳明之会
足阳明（七穴）	承泣	阳蹻、任脉、足阳明之会	阳蹻、任脉、足阳明之会	阳蹻、任脉、足阳明之会	阳蹻、任脉、足阳明之会	阳蹻、任脉、足阳明三脉之会
足阳明（七穴）	巨髎	蹻脉、足阳明之会	蹻脉、足阳明之会	蹻脉、足阳明之会	手足阳明、阳蹻脉之会	阳蹻、足阳明之会

（续表）

经名	会穴名	《甲乙经》	《外台秘要》	《铜人腧穴图经》	《针灸大成》	《类经图翼》
足阳明（七穴）	地仓	如近下是蹻脉、手足阳明之会	手足阳明、蹻脉之会	蹻脉、手足阳明之会	手足阳明、阳蹻脉之会	手足阳明、任脉、阳蹻之会
足阳明（七穴）	下关	足阳明、足少阳之会		足阳明、足少阳之会	足阳明、足少阳之会	足阳明、足少阳之会
足阳明（七穴）	头维	足少阳、阳维之会		足少阳、足阳明之会	足少阳、足阳明之会	足少阳、足阳明之会
足阳明（七穴）	人迎				足阳明、足少阳之会	足阳明、足少阳之会
足阳明（七穴）	气冲				冲脉所起	冲脉所起
足太阴（五穴）	三阴交	足太阴、足厥阴、足少阴之会	足太阴、足厥阴、足少阴之会	足太阴、足厥阴、足少阴之会	足太阴、足厥阴、足少阴之会	足太阴、足厥阴、足少阴之会
足太阴（五穴）	冲门	足太阴、足厥阴之会	足太阴、足厥阴之会	足太阴、足厥阴之会	足太阴、足厥阴之会	
足太阴（五穴）	府舍	足太阴、阴维、足厥阴之会	足太阴、阴维之会	足太阴、阴维、足厥阴之会	足太阴、阴维、足厥阴之会	足厥阴、足太阴、阴维之会

（续表）

经名	会穴名＼文献考证	《甲乙经》	《外台秘要》	《铜人腧穴图经》	《针灸大成》	《类经图翼》
足太阴（五穴）	大横	足太阴、阴维之会	足太阴、阴维之会	足太阴、阴维之会	足太阴、阴维之会	足太阴、阴维之会
足太阴（五穴）	腹哀	足太阴、阴维之会	足太阴、阴维之会	足太阴、阴维之会	足太阴、阴维之会	足太阴、阴维之会
手太阳（四穴）	臑俞	手太阳、阳维、蹻脉之会	手足太阳、阳维、蹻脉之会	手足太阳、阳维、蹻脉之会	手太阳、阳维、阳蹻三脉之会	手足太阳、阳维、阳蹻之会
手太阳（四穴）	秉风	手阳明、手太阳、手足少阳之会	手阳明、手太阳、手足少阳之会	手阳明、手太阳、手足少阳之会	手阳明、手太阳、手足少阳之会	手太阳、手阳明、手足少阳之会
手太阳（四穴）	颧髎	手少阳、手太阳之会	手少阳、手太阳之会	手少阳、手太阳之会	手少阳、手太阳之会	手少阳、手太阳之会
手太阳（四穴）	听宫	手足少阳、手太阳之会	手足少阳、手太阳之会	手足少阳、手太阳之会	手足少阳、手太阳之会	手足少阳、手太阳之会
足太阳（九穴）	睛明	手足太阳、足阳明之会	手足太阳、手足阳明之会	手足太阳、手足少阳、足阳明之会	手足太阳、足阳明、阴蹻、阳蹻之会	手足太阳、足阳明、阴蹻、阳蹻之会
足太阳（九穴）	大杼	足太阳、手太阳之会	足太阳、手少阳之会	足太阳、手足少阳之会	手足太阳、少阳之会	督脉别络、手足太阳三脉之会

（续表）

经名	会穴名	《甲乙经》	《外台秘要》	《铜人腧穴图经》	《针灸大成》	《类经图翼》
足太阳（九穴）	风门	督脉、足太阳之会	督脉、足太阳之会	督脉、足太阳之会		督脉、足太阳之会
足太阳（九穴）	中髎		厥阴所结		足厥阴、足少阳之所结	
足太阳（九穴）	附分	足太阳之会	手足太阳之会	手足太阳之会	手足太阳之会	手足太阳之会
足太阳（九穴）	跗阳	阳蹻之郄	足阳蹻之郄	阳蹻之郄	阳蹻之郄	阳蹻之郄
足太阳（九穴）	申脉	阳蹻所生也	阳蹻所出也	阳蹻脉所出	阳蹻脉所生	阳蹻脉所生
足太阳（九穴）	仆参		足太阳、阳蹻脉所会		阳蹻之本	足太阳、阳蹻之会
足太阳（九穴）	金门	阳维所别属也		阳维所别属也	阳维别属	阳维别属
足少阴（十四穴）	大赫	冲脉、足少阴之会	冲脉、足少阴之会	冲脉、足少阴之会	冲脉、足少阴之会	冲脉、足少阴之会

（续表）

经名	会穴名	《甲乙经》	《外台秘要》	《铜人腧穴图经》	《针灸大成》	《类经图翼》
足少阴（十四穴）	横骨	冲脉、足少阴之会	冲脉、足少阴之会		冲脉、足少阴之会	冲脉、足少阴之会
足少阴（十四穴）	气穴	冲脉、足少阴之会	冲脉、足少阴之会	冲脉、足少阴之会	冲脉、足少阴之会	冲脉、足少阴之会
足少阴（十四穴）	四满	冲脉、足少阴之会	冲脉、足少阴之会	冲脉、足少阴之会	冲脉、足少阴之会	冲脉、足少阴之会
足少阴（十四穴）	中注	冲脉、足少阴之会	冲脉、足少阴之会	冲脉、足少阴之会	冲脉、足少阴之会	冲脉、足少阴之会
足少阴（十四穴）	肓俞	冲脉、足少阴之会	冲脉、足少阴之会	冲脉、足少阴之会	冲脉、足少阴之会	冲脉、足少阴之会
足少阴（十四穴）	商曲	冲脉、足少阴之会	冲脉、足少阴之会	冲脉、足少阴之会	冲脉、足少阴之会	冲脉、足少阴之会
足少阴（十四穴）	石关	冲脉、足少阴之会	冲脉、足少阴之会	冲脉、足少阴之会	冲脉、足少阴之会	冲脉、足少阴之会
足少阴（十四穴）	阴都	冲脉、足少阴之会	冲脉、足少阴之会	冲脉、足少阴之会	冲脉、足少阴之会	冲脉、足少阴之会

（续表）

经名	会穴名 \ 文献考证	《甲乙经》	《外台秘要》	《铜人腧穴图经》	《针灸大成》	《类经图翼》
足少阴（十四穴）	通谷	冲脉、足少阴之会	冲脉、足少阴之会	冲脉、足少阴之会	冲脉、足少阴之会	冲脉、足少阴之会
足少阴（十四穴）	幽门	冲脉、足少阴之会	冲脉、足少阴之会	冲脉、足少阴之会	冲脉、足少阴之会	冲脉、足少阴之会
足少阴（十四穴）	照海	阴蹻脉所生	阴蹻脉所生	阴蹻脉所生	阴蹻脉所生	阴蹻所生
足少阴（十四穴）	交信	阴蹻之郄	足阴蹻之郄	足阴蹻之郄	阴蹻脉之郄	阴蹻之郄
足少阴（十四穴）	筑宾	阴维之郄			阴维之郄	阴维之郄
手厥阴（一穴）	天池	手厥阴、足少阳之会	手厥阴、足少阳之会	手心主、足少阳之会	手足厥阴、少阳之会	手厥阴、足少阳之会
手少阳（五穴）	臑会		手阳明之络	手阳明之络	手少阳、阳维之会	手阳明、手少阳二络之会
手少阳（五穴）	天髎	手少阳、阳维之会	足少阳、阳维之会	手少阳、阳维之会	手足少阳、阳维之会	手足少阳、阳维三脉之会

（续表）

经名	会穴名 \ 文献考证	《甲乙经》	《外台秘要》	《铜人腧穴图经》	《针灸大成》	《类经图翼》
手少阳（五穴）	翳风	手足少阳之会	手足少阳之会	手足少阳之会	手足少阳之会	手足少阳之会
手少阳（五穴）	角孙	手足少阳、手阳明之会		手足少阳之会	手太阳、手足少阳之会	手太阳、手足少阳三脉之会
手少阳（五穴）	和髎	手足少阳、手太阳之会	手足少阳之会		手足少阳、手太阳之会	手足少阳、手太阳三脉之会
足少阳（二十七穴）	瞳子髎	手太阳、手足少阳之会	手足少阳之会	手太阳、手足少阳之会	手太阳、手足少阳之会	手太阳、手足少阳三脉之会
足少阳（二十七穴）	客主人	手少阳、足阳明之会		足阳明、足少阳之会	手足少阳、手足阳明之会	手足少阳、足阳明三脉之会
足少阳（二十七穴）	颔厌	手少阳、足阳明之会	足少阳、足阳明之会	手足少阳、手足阳明之会	手足少阳、手足阳明之会	手足少阳、手足阳明之会
足少阳（二十七穴）	悬颅				手足少阳、手足阳明之会	
足少阳（二十七穴）	悬隐	手足少阳、手足阳明之会	手足少阳、手足阳明之会	手足少阳、手足阳明之会	手足少阳、手足阳明之会	手足少阳、手足阳明四脉之会

（续表）

经名	会穴名	《甲乙经》	《外台秘要》	《铜人腧穴图经》	《针灸大成》	《类经图翼》
足少阳（二十七穴）	曲鬓	足太阳、足少阳之会	足太阳、足少阳之会	足太阳、足少阳之会	足太阳、足少阳之会	足太阳、足少阳之会
足少阳（二十七穴）	率谷	足太阳、足少阳之会		足太阳、足少阳之会	足太阳、足少阳之会	足太阳、足少阳之会
足少阳（二十七穴）	天冲				足太阳、足少阳之会	足太阳、足少阳之会
足少阳（二十七穴）	浮白	足太阳、足少阳之会		足太阳、足少阳之会	足太阳、足少阳之会	足太阳、足少阳之会
足少阳（二十七穴）	窍阴	足太阳、足少阳之会	手足太阳、手足少阳之会	足太阳、足少阳之会	足太阳、手足少阳之会	足少阳、足太阳之会
足少阳（二十七穴）	完骨	足太阳、足少阳之会	足太阳、足少阳之会		足太阳、足少阳之会	足太阳、足少阳之会
足少阳（二十七穴）	本神	足少阳、阳维之会	足少阳、阳维之会	足少阳、阳维之会	足少阳、阳维之会	足少阳、阳维之会
足少阳（二十七穴）	阳白	足少阳、阳维之会		足少阳、阳维之会	手足阳明、手足少阳、阳维五脉之会	足少阳、阳维之会

(续表)

经名	会穴名	《甲乙经》	《外台秘要》	《铜人腧穴图经》	《针灸大成》	《类经图翼》
足少阳(二十七穴)	临泣	足太阳、足少阳、阳维之会	足太阳、足少阳之会	足太阳、足少阳之会	足少阳、足太阳、阳维之会	足太阳、足少阳、阳维三脉之会
足少阳(二十七穴)	目窗	足少阳、阳维之会	足少阳、阳维之会	足少阳、阳维之会	足少阳、阳维之会	足少阳、阳维之会
足少阳(二十七穴)	正营	足少阳、阳维之会	足少阳、阳维之会	足少阳、阳维之会	足少阳、阳维之会	足少阳、阳维之会
足少阳(二十七穴)	承灵	足少阳、阳维之会	足少阳、阳维之会	足少阳、阳维之会	足少阳、阳维之会	足少阳、阳维之会
足少阳(二十七穴)	脑空	足少阳、阳维之会	足少阳、阳维之会	足少阳、阳维之会	足少阳、阳维之会	足少阳、阳维之会
足少阳(二十七穴)	风池	足少阳、阳维之会	足少阳、阳维之会	足少阳、阳维之会	手足少阳、阳维之会	足少阳、阳维之会
足少阳(二十七穴)	肩井	手少阳、阳维之会	手足少阳、阳维之会	手足少阳、阳维之会	手足少阳、足阳明、阳维之会	手足少阳、足阳明、阳维之会
足少阳(二十七穴)	日月	足太阴、少阳之会	(列足太阴经)	足太阴、足少阳、阳维之会	足太阴、足少阳、阳维之会	足太阴、足少阳、阳维之会

（续表）

经名	会穴名 \ 文献考证	《甲乙经》	《外台秘要》	《铜人腧穴图经》	《针灸大成》	《类经图翼》
足少阳（二十七穴）	环跳	足少阳、足太阳之会			足太阳、足少阳之会	足少阳、足太阳之会
足少阳（二十七穴）	带脉	足少阳、带脉之会			足少阳、带脉之会	足少阳、带脉之会
足少阳（二十七穴）	五枢	足少阳、带脉之会			足少阳、带脉之会	足少阳、带脉之会
足少阳（二十七穴）	维道	足少阳、带脉之会	足少阳、带脉之会	足少阳、带脉之会	足少阳、带脉之会	足少阳、带脉之会
足少阳（二十七穴）	居髎	阳蹻、足少阳之会	阳蹻、足少阳之会	阳蹻、足少阳之会	阳蹻、足少阳之会	足少阳、阳蹻之会
足少阳（二十七穴）	阳交	阳维之郄	阳维郄	阳维郄	阳维之郄	阳维之郄
足厥阴（二穴）	章门	足厥阴、足少阳之会	足厥阴、足少阳之会	足厥阴、足少阳之会	足厥阴、足少阳之会	足厥阴、足少阳之会
足厥阴（二穴）	期门	足太阴、足厥阴、阴维之会	足太阴、足厥阴、阴维之会	足太阴、足厥阴、阴维之会	足太阴、足厥阴、阴维之会	足厥阴、足太阴、阴维之会

（续表）

经名 \ 会穴名 \ 文献考证		《甲乙经》	《外台秘要》	《铜人腧穴图经》	《针灸大成》	《类经图翼》
任脉（十二穴）	承浆	足阳明、任脉之会	足阳明、任脉之会	足阳明、任脉之会	任脉、督脉、手足阳明之会	足阳明、任脉之会
任脉（十二穴）	廉泉	阴维、任脉之会	阴维、任脉之会	阴维、任脉之会	阴维、任脉之会	阴维、任脉之会
任脉（十二穴）	天突	阴维、任脉之会	阴维、任脉之会	阴维、任脉之会	阴维、任脉之会	阴维、任脉之会
任脉（十二穴）	膻中				足太阳、足少阴、手太阳、手少阳、任脉之会	
任脉（十二穴）	上脘	任脉、足阳明、手太阳之会	任脉、足阳明、手太阳之会	任脉、足阳明、手太阳之会	任脉、足阳明、手太阳之会	足阳明、手太阳、任脉之会
任脉（十二穴）	下脘	足太阴、任脉之会	足太阴、任脉之会	足太阴、任脉之会	足太阴、任脉之会	足太阴、任脉之会
任脉（十二穴）	中脘	手太阳、手少阳、足阳明所生，任脉之会	手太阳、手少阳、足阳明所生，任脉之会	手太阳、手少阳、足阳明所生，任脉之会	手太阳、手少阳、足阳明、任脉之会	手太阳、手少阳、足阳明所生，任脉之会

（续表）

经名 \ 会穴名 \ 文献考证		《甲乙经》	《外台秘要》	《铜人腧穴图经》	《针灸大成》	《类经图翼》
任脉（十二穴）	阴交	任脉、冲脉之会	任脉、冲脉、足少阴之会		任脉、冲脉、足少阴之会	任、冲、足少阴之会
任脉（十二穴）	关元	足三阴、任脉之会	足三阴、任脉之会	足三阴、任脉之会	足三阴、任脉之会	足三阴、足阳明、任脉之会
任脉（十二穴）	中极	足三阴、任脉之会	足三阴、任脉之会	足三阴、任脉之会	足三阴、任脉之会	足三阴、任脉之会
任脉（十二穴）	曲骨	任脉、足厥阴之会	任脉、足厥阴之会	任脉、足厥阴之会	任脉、足厥阴之会	任脉、足厥阴之会
任脉（十二穴）	会阴	任脉别络，挟督脉、冲脉之会	任脉别络，挟督脉、冲脉之会	任脉别络，挟督脉、冲脉之会	任、督、冲三脉所起	任脉别络，挟督脉、冲脉之会
督脉（十穴）	神庭	足太阳、足阳明之会	督脉、足太阳、足阳明之会	督脉、足太阳、足阳明之会	足太阳、督脉之会	督脉、足太阳、足阳明之会
督脉（十穴）	水沟	督脉、手足阳明之会	督脉、手阳明之会	督脉、手阳明之会	督脉、手足阳明之会	督脉、手足阳明之会
督脉（十穴）	龈交				任脉、督脉、足阳明之会	任、督二经之会

（续表）

经名	会穴名 \ 文献考证	《甲乙经》	《外台秘要》	《铜人腧穴图经》	《针灸大成》	《类经图翼》
督脉（十穴）	百会	督脉、足太阳之会	督脉、足太阳之会	督脉、足太阳之会	手足三阳、督脉之会	督脉、足太阳之会，手足少阳、足厥阴俱会于此
督脉（十穴）	脑户	督脉、足太阳之会	督脉、足太阳之会	督脉、足太阳之会	督脉、足太阳之会	督脉、足太阳之会
督脉（十穴）	风府	督脉、阳维之会	督脉、阳维之会	督脉、阳维之会	足太阳、督脉、阳维之会	督脉、阳维之会
督脉（十穴）	哑门	督脉、阳维之会	督脉、阳维之会	督脉、阳维之会	督脉、阳维之会	督脉、阳维之会
督脉（十穴）	大椎	三阳、督脉之会	三阳、督脉之会	手足三阳、督脉之会	手足三阳、督脉之会	手足三阳、督脉之会
督脉（十穴）	陶道	督脉、足太阳之会	督脉、足太阳之会	督脉、足太阳之会	足太阳、督脉之会	督脉、足太阳之会
督脉（十穴）	长强			足少阴、足少阳之所结会	足少阴、足少阳之会	足少阴所结
合计		101穴				

二、人体重要部位经络分布表

部位	简注	经脉	经别	经筋	络脉
巅	即头顶	（1）足太阳：上额交巅 （2）足厥阴：与督脉交于巅 （3）督脉：上额交巅	手少阳：别于巅	足少阳之筋：交巅上	
脑	为髓之海	（1）足太阳：直者入络脑 （2）督脉：入于脑			
额颅	前发际之下，两眉之上	（1）足阳明：循发际至额颅 （2）足太阳：上额 （3）足厥阴：上出额 （4）督脉、阳维、阳蹻皆过额		（1）足太阳之筋：过额颅 （2）手少阳之筋：上乘额	
头面		（1）任脉循面 （2）诸阳经皆上会于头面	（1）足少阳之别：散于面 （2）手少阴：出于面	手足三阳之筋上聚于头面	

(续表)

部位 \ 分布经络 \ 简注		经脉	经别	经筋	络脉
目	(1) 肝开窍于目 (2) 五脏六腑之精气皆上注于目 (3) 目者心之使也	(1) 诸脉皆属于目 (2) 任脉入目 (3) 阴蹻、阳蹻交于目内眦 (4) 足太阳起于目内眦 (5) 足少阳起目锐眦 (6) 手少阳至目锐眦 (7) 手太阳至目锐眦,支者至目内眦 (8) 手少阴系目系 (9) 足厥阴连目系	(1) 足阳明:还系目系 (2) 手少阴:合目内眦 (3) 足少阳之别:系目系	(1) 足太阳之筋,支者为目上纲 (2) 足阳明之筋,上合于太阳为目下纲 (3) 足少阳之筋,支者结于目眦,为外维	手阳明之别合于宗脉
鼻	肺开窍于鼻	(1) 手阳明上挟鼻孔 (2) 足阳明起于鼻交頞中,下循鼻外 (3) 手太阳其支者抵鼻		(1) 足阳明之筋下结于鼻 (2) 足太阳之筋结于鼻	

（续表）

部位	简注	经脉	经别	经筋	络脉
耳	肾开窍于耳	（1）足太阳支者至耳上角 （2）足阳明循颊车上耳前 （3）足少阳下耳后，支者，从耳后入耳中，出走耳前 （4）手太阳之脉，却入耳中 （5）手少阳之脉，从耳后入耳中，出走耳前	手厥阴：出耳前	（1）足少阳之筋，出太阳之前，循耳后 （2）足阳明之筋，其支者结于耳前 （3）手太阳之筋，结于耳后完骨，支者入耳中，直者出耳上	手阳明之别入耳，合于宗脉
口	脾开窍于口	（1）手阳明挟口 （2）足阳明出挟口	足阳明出于口	足阳明之筋：上挟口	
唇	脾合肉其荣在唇	（1）足阳明环唇 （2）足厥阴环唇内 （3）冲、任之脉络唇口			

（续表）

部位 \ 分布经络 \ 简注	简注	经脉	经别	经筋	络脉
舌	心主舌，在窍为舌	（1）足太阴连舌本散舌下 （2）足少阴挟舌本	足少阴：直者系舌本 足太阴：贯舌中	手少阳之筋，支者入系舌本 足太阳之筋结于舌本	手少阴之别系舌本
齿	齿者骨之余	（1）手阳明入下齿中 （2）足阳明入上齿中			手阳明之别偏齿
枕骨	俗名后山骨，在头后中央，有骨隆起者是	足太阳督脉所过		（1）足太阳之筋，直者结于枕骨 （2）足少阴之筋，结于枕骨	
完骨	耳后的高骨，又称寿台骨	手足少阳经脉所过		（1）手太阳之筋，结于完骨 （2）足太阳之筋，上结于完骨	
颧	面两旁高起的大骨	手太阳斜络于颧			

（续表）

部位	简注＼分布经络	经脉	经别	经筋	络脉
䪼	目下的眶骨	（1）手太阳支者上䪼 （2）手少阳支者至䪼 （3）足少阳支者抵于䪼下	足阳明上頞䪼		
頄	䪼内鼻旁间			（1）足太阳之筋，支者下结于頄 （2）足阳明之筋合于頄 （3）手阳明之筋，支者结于頄 （4）足少阳之筋结于頄	
颊	耳前颧侧，面的两旁	（1）手阳明支者贯颊 （2）手太阳支者循颈上颊 （3）手少阳：下颊 （4）足少阳：下加颊车 （5）足厥阴：下颊里 （6）足阳明：循颊车		（1）手少阳之筋，其支者当曲颊 （2）手少阳之筋：支者上曲牙 （3）手太阳之筋：上曲牙	手阳明之别：上曲颊

（续表）

部位 \ 分布经络 \ 简注		经脉	经别	经筋	络脉
颐	口角之后，腮之下	（1）任脉：上颐 （2）足阳明：却循颐后下廉	足少阳：出颐颔中		
颔	面部下端，颏下结喉上软肉生须处	任脉、足阳明所过	足少阳：出颐颔中	（1）足少阳之筋：下走颔 （2）手太阳之筋：结于颔 （3）手少阳之筋：上乘颔 （4）手阳明之筋：下右颔	
颜	眉目之间	督脉所过		足太阳之筋，下颜	

（续表）

部位 \ 简注 \ 分布经络		经脉	经别	经筋	络脉
咽 喉	饮食之路为咽，在喉后，声息之路为喉，在咽前	（1）任、冲、阴蹻三脉皆过咽喉 （2）足阳明：循喉咙 （3）手太阳：循咽 （4）足少阴：循喉咙 （5）手少阴支者上挟咽 （6）足厥阴循喉咙之后，上入颃颡	（1）足少阳之别：上挟咽 （2）足阳明：上循咽 （3）足太阴：上结于咽 （4）手少阴：上走喉咙 （5）手厥阴：出循喉咙 （6）手阳明：上循喉咙 （7）手太阴：循喉咙		足阳明之别：下络喉咙
颈 项	肩上头下的前面为颈，后面为项	（1）足太阳：下项 （2）足少阳：循颈 （3）手少阳：上项 （4）手太阳：循颈 （5）手阳明：上颈 （6）督脉、阳蹻、阳维皆过颈项	（1）足太阳：上出于项 （2）足少阴：复出于项	（1）足少阴之筋：挟者上至项 （2）手太阳之筋：支者循项 （3）手阳明之筋：从肩髃上颈 （4）足太阳之筋：上项	（1）督脉之别：上项 （2）足阳明之别：上络头项

（续表）

部位 \ 简注 \ 分布经络		经脉	经别	经筋	络脉
肩		（1）足少阳：至肩上 （2）手太阳：绕肩胛交肩上 （3）手阳明：上肩 （4）手少阳：循臑外上肩 （5）阳蹻、阳维皆过肩上	手阳明：别于肩髃	（1）足太阳之筋：结于肩髃 （2）手阳明之筋：结于髃，其支者，绕肩胛 （3）手太阴之筋：结肩前髃	（1）手太阳之别：络肩髃 （2）手阳明之别：上乘肩髃 （3）督脉之别：当肩胛左右别走太阳
缺盆	胸上，肩端前，横骨之内处	（1）足阳明：入缺盆 （2）足少阳：入缺盆 （3）手太阳：入缺盆 （4）手阳明：出入缺盆 （5）手太阳：出入缺盆 （6）阴蹻脉：入缺盆	（1）手太阴：上出缺盆 （2）手少阳：入缺盆	（1）足太阳之筋：上出缺盆 （2）足阳明之筋：至缺盆而结 （3）足少阳之筋：结于缺盆	

（续表）

部位	简注	经脉	经别	经筋	络脉
胸	喉下腹上多骨处	（1）足少阳：下胸中 （2）足少阴：注胸中 （3）手厥阴：起胸中 （4）冲脉：至胸而散 （5）蹻脉：上循胸里	手厥阴：入胸中 足少阳：循胸里 手少阳：散于胸中	（1）足太阴之筋：散于胸中 （2）手太阴之筋：下结胸里 （3）手少阴之筋：下结胸中 （4）手厥阴之筋：入腋散胸中	（1）手少阳：注胸中 （2）脾之大络：布胸
膈膜	在体内，位于胸腹之间	（1）手太阳：下膈 （2）手少阳：下膈 （3）手阳明：下膈 （4）手厥阴：下膈 （5）手少阴：下膈 （6）手太阴：上膈 （7）足太阴：上膈 （8）足厥阴：上贯膈 （9）足少阴：贯肝膈 （10）足阳明：下膈 （11）足少阳：贯膈			

（续表）

部位　分布经络	简注	经　脉	经　别	经　筋	络　脉
乳		足阳明：下乳内廉（乳房属足阳明，乳头属足厥阴）	手阳明：从手循膺乳	（1）足少阳之筋：系于膺乳 （2）手少阴之筋：挟乳里	
腹		（1）足太阴：上入腹 （2）足阳明：下循腹里 （3）足少阴：抵少腹 （4）任脉：循腹里 （5）冲脉：循腹上行 （6）足厥阴：抵小腹	足阳明：入于腹里	（1）足阳明之筋：上腹而布 （2）足太阴之筋：上腹结于脐 （3）手少阴之筋：下系于脐	任脉之别：散于腹
背　脊		（1）督脉：贯脊 （2）足少阴：贯脊 （3）足太阳：挟背		（1）足阳明之筋：上循胁属脊 （2）足太阴之筋：内者着于脊 （3）足少阴之筋：循脊内 （4）手阳明之筋：挟脊	

（续表）

部位 \ 分布经络 \ 简注		经　脉	经　别	经　筋	络　脉
膂	脊两旁劲起之肉	足太阳：入循膂	足太阳：从膂上出于项	足少阴之筋：挟膂	督脉之别：挟肾，贯膂
腰	腰者肾之府，身之大关节也	（1）足太阳：抵腰中 （2）督脉：过腰中 （3）带脉：束腰如带	足少阴：当十四椎处，出属带脉		足少阴之别：贯腰脊
腋		（1）足少阳：直者下腋 （2）手太阴：横出腋下 （3）手少阴：下出腋下 （4）手厥阴：上抵腋下	（1）手太阳：入腋走心 （2）手厥阴：下渊液三寸 （3）手少阴：别入渊液 （4）手太阴：别入渊液	（1）足太阳之筋：从腋后外廉，入腋下 （2）足少阳之筋：上走腋前廉，出腋 （3）手太阳之筋：入结于腋下 （4）手太阴之筋：入腋下 （5）手厥阴之筋：结腋下 （6）手少阴之筋：上入腋	脾之大络：出渊液下三寸

（续表）

部位＼简注＼分布经络		经　脉	经　别	经·筋	络　脉
胁	自腋下至肋骨尽处	（1）足少阳：循胁里，过季胁 （2）足厥阴：布胁肋 （3）手厥阴：循胸出腋	足少阳：入季胁间	（1）足阳明之筋：上循胁 （2）手太阴之筋：下抵季胁 （3）手厥阴之筋：前后挟胁 （4）足少阳之筋：上乘䏚季胁	脾之大络布胁
肋	胁的单条骨			足太阴之筋：结于肋	
阴器	（1）肾开窍于二阴 （2）前阴者宗筋之所聚	（1）足厥阴：过阴器 （2）阴蹻：入阴 （3）任脉：起于中极之下		（1）足阳明之筋：聚于阴器 （2）足太阴之筋：聚于阴器 （3）足少阴之筋：结于阴器 （4）足厥阴之筋：结于阴器	足厥阴之别：结于茎

(续表)

部位	分布经络 简注	经脉	经别	经筋	络脉
毛际	阴毛处	(1) 足厥阴:入毛中 (2) 足少阳:出气街绕毛际 (3) 任脉:以上毛际	足少阳:入毛际		
睾	即睾丸				足厥阴之别:上睾
臀	胂下尻旁大肉	足太阳:贯臀 督脉:别绕臀		足太阳之筋:上结于臀	
肛	大肠下口为肛		足太阳:别入于肛		
尻	腰以下十七至二十一椎处,为尻	督脉、足太阳所过	足太阳:下尻五寸	足少阳之筋:结于尻	
肺	诸气皆属于肺,色白,属金,为相傅之官,魄之处也,外合皮毛	(1) 手太阴:属肺 (2) 手阳明:络肺 (3) 手少阴:上肺 (4) 足少阴:入肺中 (5) 足厥阴:上注肺	(1) 手太阴:入走肺 (2) 手阳明:属于肺		

（续表）

部位 \ 分布经络 \ 简注		经脉	经别	经筋	络脉
大肠	为传导之官，变化所出，与肺为表里，亦属金	(1) 手阳明：属大肠 (2) 手太阴：下络大肠	(1) 手阳明：下走大肠 (2) 手太阴：散之大肠		足太阴之别：入络肠胃
脾	脾胃者，仓廪之官，五味出焉，脾主运化，散精于肺，胃主受纳水谷，两脏同为后天之海，位居中焦，黄色属土，脾合肉，主于四末	(1) 足太阴：属脾 (2) 足阳明：络脾	足阳明：散之脾		
胃		(1) 足阳明：属胃 (2) 足太阴：络脾 (3) 手太阳：抵胃 (4) 足厥阴：挟胃 (5) 手太阴：循胃口	足阳明：属胃	手三阴之筋皆合于贯	足太阴之别：入络肠胃
心	君主之官，神明所出，诸血皆属于心，为生之本，色赤属火	(1) 手少阴：起于心中，出属心系 (2) 手太阳：络心 (3) 足少阴：从肺出络心 (4) 足太阴：注心中	(1) 足太阳：当心入散 (2) 足少阳：贯心 (3) 足阳明：上通于心 (4) 手太阳：入腋走心 (5) 手少阴：属于心		手少阴之别：入于心中

（续表）

部位 \ 简注 \ 分布经络		经脉	经别	经筋	络脉
小肠	受盛之官，化物所出，有泌别清浊的作用，与心为表里，同属火	（1）手太阳：属小肠 （2）手少阴：络小肠	手太阳：系小肠		手太阴之别：入络肠胃
肾	肾为作强之官，伎巧所出，为蛰封藏之本，精之处也，主骨藏志，色黑属水，乃先天之本	（1）足少阴：属肾 （2）足太阳：络肾	（1）足太阳：散之肾 （2）足少阴：上至肾		
膀胱	膀胱为州都之官，津液所藏，必须三焦之气化输，才能排泄小便，与肾为表里，同属水	（1）足太阳：属膀胱 （2）足少阴：络膀胱	足太阳：属于膀胱		
肝	肝为将军之官，谋虑所出，魂之所居，藏血主筋，色青属木	（1）足厥阴：属肝 （2）足少阳：络肝 （3）足少阴：贯肝膈	足少阳：上肝		

（续表）

部位	分布经络 / 简注	经脉	经别	经筋	络脉
胆	胆为中正之官，决断所出，人之有勇，皆胆腑的作用，与肝为表里，同属木	（1）足少阳：属胆 （2）足厥阴：络胆	足少阳：属胆		
心包络	包络是心的外卫，有代心君行令的作用，故属相火	（1）手厥阴：属心包络 （2）手少阳：散络心包			（1）足少阴之别：上走心包 （2）手厥阴之别：系心包
三焦	三焦为决渎之官，主分泌水液，与心包络为表里，同属相火	（1）手少阳：属三焦 （2）手厥阴：络三焦	（1）手少阳：下走三焦 （2）手心主：别属三焦		

三、各经经穴歌

（一）手太阴肺经

手太阴肺十一穴　中府云门天府列
次则侠白下尺泽　又次孔最与列缺
经渠太渊下鱼际　抵指少商如韭叶

（二）手阳明大肠经

手阳明穴起商阳　二间三间合谷藏
阳溪偏历历温溜　下廉上廉三里长
曲池肘髎迎五里　臂臑肩髃巨骨当
天鼎扶突禾髎接　鼻旁五分号迎香

（三）足阳明胃经

四十五穴足阳明　承泣四白巨髎经
地仓大迎连颊车　下关头维对人迎
水突气舍下缺盆　气户库房屋翳寻
膺窗乳中延乳根　不容承满出梁门
关门太乙滑肉门　天枢外陵大巨存
水道归来气冲次　髀关伏兔走阴市
梁丘犊鼻足三里　上巨虚下条口是
下巨虚跳上丰隆　解溪冲阳陷谷中
内庭厉兑经穴终

（四）足太阴脾经

足太阴脾二十一　隐白大趾内侧起
大都太白继公孙　商丘直上三阴聚
漏谷地机阴陵泉　血海箕门冲门前

府舍腹结大横上　腹哀食窦天溪连
胸乡周荣大包全

（五）手少阴心经

手少阴心起极泉　青灵少海灵道连
通里阴郄神门下　少府少冲小指边

（六）手太阳小肠经

手太阳经小肠穴　少泽先于小指设
前谷后溪腕骨间　阳谷须同养老列
支正小海上肩贞　臑俞天宗秉风接
曲垣肩外复肩中　天窗循次上天容
此经穴数一十九　还有颧髎入听宫

（七）足太阳膀胱经

足太阳经六十七　睛明攒竹眉冲立
曲差五处接承光　通天络却玉枕上
天柱大杼出风门　肺俞厥阴心督膈
肝胆脾胃三焦肾　气海大肠关小肠
膀胱中膂白环终　去脊寸半第二行
上髎次髎中复下　会阳阴尾尻骨旁
还有附分在三行　二椎之旁三寸当
魄户膏肓与神堂　谚语膈关魂门辟
阳纲意舍及胃仓　肓门志室连胞肓
秩边承扶殷门穴　浮郄相邻是委阳
委中再下合阳去　承筋承山相次长
飞扬跗阳达昆仑　仆参申脉过金门
京骨束骨近通谷　小趾外侧寻至阴

（八）足少阴肾经

足少阴肾二十七　涌泉然谷照海出
太溪水泉连大钟　复溜交信筑宾立
阴谷横骨趋大赫　气穴四满中注得
肓俞商曲石关蹲　阴都通谷幽门值
步廊神封出灵墟　神藏彧中俞府毕

（九）手厥阴心包经

心包九穴天池近　天泉曲泽郄门认
间使内关踰大陵　劳宫中冲中指尽

（十）手少阳三焦经

手少三焦所从经　二十三穴起关冲
液门中渚阳池历　外关支沟会宗逢
三阳络入四渎内　注于天井清冷渊
消泺臑会肩髎穴　天髎天牖经翳风
瘈脉颅息角耳门　和髎上行丝竹空

（十一）足少阳胆经

足少阳经瞳子髎　四十四穴行迢迢
听会上关颔厌集　悬颅悬厘曲鬓翘
率谷天冲浮白列　窍阴完骨本神至
阳白临泣开目窗　正营承灵脑空是
风池肩井渊液长　辄筋日月京门乡
带脉五枢维道续　居髎环跳市中渎
阳关阳陵复阳交　外丘光明阳辅高
悬钟丘墟足临泣　地五侠溪窍阴毕

（十二）足厥阴肝经

足厥阴经一十四　大敦行间太冲是
中封蠡沟伴中都　膝关曲泉阴包次
五里阴廉上急脉　章门延过期门至

（十三）任脉

任脉中行二十四　会阴潜伏两阴间
曲骨之前中极在　关元石门气海边
阴交神阙水分处　下脘建里中脘前
上脘巨阙连鸠尾　中庭膻中玉堂联
紫宫华盖循璇玑　天突廉泉承浆端

（十四）督脉

督脉行脊之中行　二十八穴始长强
腰俞阳关入命门　悬枢脊中中枢长
筋缩至阳归灵台　神道身柱陶道开
大椎哑门连风府　脑户强间后顶排
百会前顶通囟会　上星神庭素髎对
水沟兑端唇上在　龈交上齿缝之内

（十五）冲脉

冲出会阴发气冲　侠脐并肾横赫同
气四注交肓商石　阴都通谷幽门终

（十六）带脉

带起厥阴章门穴　绕行带脉枢道间
出脊前垂如束带　内经说并阳明联

（十七）阳维脉

阳维之穴起金门　阳交日月臂臑顺
臑会天髎肩井深　臑俞风池哑门循
风府脑空上承灵　正营目窗绕临泣
阳白再上至本神

（十八）阴维脉

阴维起穴是筑宾　府舍大横腹哀循
期门天突廉舌本　此是阴维脉维阴

（十九）阳蹻脉

阳蹻申脉仆参阳　居髎臑俞巨骨乡
肩髃地仓巨髎上　承泣直至睛明穴
阳蹻之脉始周详

（二十）阴蹻脉

阴蹻起于照海穴　交信直上股内侧
贯胸循咽上睛明　阴阳出入气相接

四、各经经脉循行主病歌

（一）手太阴肺经

手太阴肺中焦生　下络大肠出贲门
上膈属肺从肺系　横出腋下臑中行
肘臂寸口上鱼际　大指内侧爪甲根
支络还从腕后出　接次指属阳明经
此经多气而少血　是动则病喘与咳
肺胀膨膨缺盆痛　两手交瞀为臂厥

所生病者为气嗽　喘渴烦心胸满结
臑臂之内前廉痛　小便频数掌中热
气虚肩背痛与寒　气盛亦疼风汗出
欠呻少气不足息　遗矢无度溺色赤

（二）手阳明大肠经

阳明之脉手大肠　次指内侧起商阳
循指上廉出合谷　两筋歧骨循臂膀
入肘外廉循臑外　肩端前廉柱骨旁
从肩下入缺盆内　络肺下膈属大肠
支从缺盆直上颈　斜贯颊前下齿当
环出人中交左右　上侠鼻孔上迎香
此经气盛血亦盛　是动颈肿并齿痛
所生病者为鼽衄　目黄口干喉痹生
大指次指难为用　肩前臑外痛相仍
气有余兮脉热肿　虚则寒慄病偏增

（三）足阳明胃经

足阳明胃交鼻起　下循鼻外入下齿
还出侠口绕承浆　颐后大迎颊车里
耳前发际至额颅　支下人迎缺盆底
下膈入胃络脾宫　直者缺盆下乳内
一支幽门循腹中　下合直入气冲逢
遂由髀关抵膝膑　胻跗中指内间同
一支下膝注三里　前出中指外间通
一支别走足跗上　大趾之端经已尽
此经多气复多血　是动欠呻面颜黑
凄凄恶寒畏见人　忽闻木音心惊惕
登高而歌弃衣走　甚则腹胀仍贲响
凡此诸疾皆骭厥　所生病者为狂疟

温淫汗出鼻流血　口歪唇胗又喉痹
膝膑疼痛腹胀结　气膺伏兔胻外廉
足跗中趾俱痛彻　有余消谷溺色黄
不足身前寒振慄　胃中胀满食不消
气盛身前皆有热

（四）足太阴脾经

太阴脾起足大趾　上循内侧白肉际
核骨之后内踝前　上臑循胻经膝里
股内前廉入腹中　属脾络胃与膈通
挟咽连舌散舌下　支络从胃注心宫
此经气盛而血衰　是动其病气所为
食入即吐胃脘痛　更兼身体痛难移
腹胀善噫舌本强　得后与气快然衰
所生病者舌亦痛　体重不食亦如之
烦心心下仍急痛　水闭溏瘕诸症随
不卧强立股膝肿　疸发身黄大指痿

（五）手少阴心经

手少阴脉起心中　下膈直与小肠通
支者还从肺系走　直上喉咙系目瞳
直者上肺出腋下　臑后肘内少海从
臂内后廉抵掌中　锐骨之端注少冲
多气少血属此经　是动心中痛难任
渴欲饮水咽干燥　所生臑痛目如金
胁臂之内后廉痛　掌中有热向经寻

（六）手太阳小肠经

手太阳经小肠脉　小指之端起少泽
循手外廉出踝中　循臂骨出肘内侧

上循臑外出后廉　直过肩解绕肩胛
交肩下入缺盆内　向腋络心循咽嗌
下膈抵胃属小肠　一支缺盆贯颈颊
至目锐眦却入耳　复从耳前仍上顺
抵鼻升至目内眦　斜络于颧别络接
此经少气还多血　是动则病痛咽嗌
颔下肿兮不可顾　肩如拔兮臑似折
所生病主肩臑痛　耳聋目黄肿腮颊
肘臂之外后廉痛　部分犹当细分别

（七）足太阳膀胱经

足太阳经膀胱脉　目内眦上起额尖
支者巅上至耳角　直者从巅后脑悬
络脑还出别下项　仍循肩膊挟脊边
抵腰膂肾膀胱内　一支下与后阴连
贯臀斜入委中穴　一支膊内左右别
贯胛挟脊过髀枢　臂内后廉腘中合
下贯腨内外踝后　京骨之下趾外侧
此经血多气犹少　是动头疼不可当
项如拔兮腰似折　髀枢痛彻脊中央
腘如结兮腨似裂　是为踝厥筋乃伤
所生疟痔小趾废　头囟顶痛目色黄
腰尻腘脚疼连背　涕流鼻衄及癫狂

（八）足少阴肾经

足少阴脉属肾经　小趾斜趋涌泉心
然骨之下内踝后　别入跟中腨内侵
出腘内廉上股内　贯脊属肾膀胱临
直者属肾贯肝膈　入肺循喉舌本寻
支者从肺络心内　仍至胸中部分深

此经多气而少血　是动病饥不欲食
喘嗽唾血喉中鸣　坐而欲起面如垢
目视䀮䀮气不足　心悬如饥常惕惕
所生病者为舌干　口热咽痛气贲逼
股内后廉并脊疼　心烦而痛疸肠澼
痿厥嗜卧体怠惰　足下掌心痛而热

（九）手厥阴心包经

手厥阴心主起胸　属包下膈三焦宫
支者循胸出胁下　胁下连腋三寸同
仍上抵腋循臑内　太阴少阴两经中
指透中冲支者别　小指次指络相通
此经少气原多血　是动则病手心热
肘臂挛急腋下肿　甚则胸胁支满结
心中憺憺或大动　喜笑目黄面赤色
所生病者为烦心　心痛掌热病之则

（十）手少阳三焦经

手少阳经三焦主　起自小指次指端
两指歧骨手腕表　上出臂外两骨间
肘后臑外循肩上　少阳之后交别传
下入缺盆膻中分　散络心包膈里穿
支者膻中缺盆上　上项耳后耳角延
屈下至颇仍注颊　一支入耳出耳前
却从上关交于颊　至目锐眦乃尽焉
此经少血还多气　是动耳鸣喉肿痹
所生病者汗自出　耳后痛兼目锐眦
肩臑肘臂外皆疼　小指次指亦如废

（十一）足少阳胆经

足少阳为胆之经　始从两目锐眦生
抵头循角下耳后　脑空风池次第行
手少阳前至肩上　交少阳后上缺盆
支者耳后贯耳内　出走耳前锐眦循
一支锐眦下大迎　合手少阳抵颛根
下加颊车缺盆合　入胸贯膈络肝经
属胆仍从胁里过　下入气冲毛际萦
横入髀厌环跳内　直者缺盆下腋膺
过季胁下髀厌内　出膝外廉是阳陵
外辅绝骨踝前过　足跗小趾次趾分
一支别从大趾去　三毛之际接肝经
此经多气而少血　是动口苦善太息
心胁疼痛难转移　面尘足热体无泽
所生头痛连锐眦　缺盆肿痛并两腋
马刀挟瘿生两旁　汗出振寒痎疟疾
胸胁髀膝至胫骨　绝骨踝痛及诸节

（十二）足厥阴肝经

足厥阴脉肝所终　大趾之端毛际丛
足跗上廉太冲分　踝前一寸入中封
上踝交出太阴后　循腘内廉阴股冲
环绕阴器抵小腹　挟胃属肝络胆逢
上贯膈里布胁肋　挟喉颃颡目系同
脉上巅顶会督脉　支者还生目系中
下络颊里环唇内　支者便从膈肺通
此经血多气少焉　是动腰疼俛仰难
男疝女人小腹肿　面尘脱色及咽干
所生病者为胸满　呕吐洞泄小便难

或时遗尿并狐疝　临症还须仔细看

（十三）任脉

任脉起于中极下　内出胞中并督冲
以上毛际循腹里　行过关元至喉咙
别络口唇承浆已　过足阳明出颐中
循面入目至承泣　阴脉之海妊相同
女子带下并瘕聚　男子内结为疝痛

（十四）督脉

督脉起于下极腧　源同冲任起胞中
出循尾闾并脊里　贯脊上项入脑中
都督诸阳为之海　法象天地子午同
布于身者任和督　能分能合气相通
其为病也脊反折　不得前后冲疝痛
女子不孕癃痔溺　嗌干病兼任脉冲

（十五）冲脉

冲脉发于腹气街　后天原气气冲来
合于先天之真气　相并挟脐上胸怀
气至胸中合任督　渗布脏腑诸经海
脉气冲逆为喘息　气血不和急痛难

（十六）带脉

带起季肋绕身行　同足少阳之经循
团身一周如束带　为病溶溶若水浸
胃虚脉缓足痿躄　妇人病带赤白淋

（十七）阳维脉

阳维起于诸阳会　脉气发属足太阳

从胻循腹背肩项　头面维络会督场
假若阳不维阳络　溶溶不能自收藏
阳维为病苦寒热　受邪在表卫不强

（十八）阴维脉

阴维脉起诸阴交　内踝上行筑宾郄
循腹至乳上咽喉　维络诸阴会任脉
其为病也心痛苦　取治三阴疾可疗

（十九）阳蹻脉

阳蹻太阳之所别　脉起踝下循胸胁
会合三阳出臂臑　挟口上颃内眦集
入发过顶终耳后　左右阴阳气出入
邪气所客目内疼　为病阴缓而阳急

（二十）阴蹻脉

阴蹻脉别少阴经　骨后踝下脉气循
直上股内入阴器　贯胸循咽内眦行
气并相还濡两目　阳缓阴急为其病

五、十二经脉起止歌

经始太阴而厥阴最后，穴先中府而终则期门。原夫肺脉，胸中始生，出腋下而行于少商，络示指而接乎阳明。大肠起自商阳，终迎香于鼻外。胃历承泣而降，寻厉兑于足经。脾自足之隐白，趋大包于腋下。心由极泉而出，注小指之少冲。小肠兮起端于少泽，维臂后上络乎听宫。膀胱穴自睛明，出至阴于足外。肾以涌泉发脉，通俞府于前胸。心包起乳后之天池，络中冲于手中指。三焦始环指外侧，从关冲而丝竹空。胆从瞳子髎穴，连窍阴于足之四指。肝因大敦而上，至期门而复于太阴肺经。

六、周身经络部位歌

脉络周身十四经　六经表里督和任
阴阳手足经皆六　督总诸阳任总阴
诸阳行外阴行里　四肢腹背皆如此
督由脊骨过龈交　脐腹中行任脉是
足太阳经小趾藏　从跟入腘会尻旁
上行夹脊行分四　前系睛明脉最长
少阳四趾端前起　外踝阳关环跳里
从胁贯肩行曲鬓　耳前耳后连眦尾
大趾次趾足阳明　三里天枢贯乳行
腹第三行通上齿　环唇挟鼻目颧迎
足有三阴行内廉　厥中少后太交前
肾出足心从内踝　挟任胸腹上廉泉
太厥两阴皆足拇　内侧外侧非相联
太阴内侧冲门去　腹四行兮挨次编
厥阴毛际循阴器　斜络期门乳肋间
手外三阳谁在上　阳明示指肩髃向
颊中钻入下牙床　相逢鼻外迎香傍
三焦名指阳明后　贴耳周回眉竹凑
太阳小指下行底　肩后盘旋耳颧遘
还有三阴行臂内　太阴大指肩前配
厥从中指腋连胸　极泉小内心经位
手足三阳俱上头　三阴穴止乳胸游
唯有厥阴由颡后　上巅会督下任流
经脉从来皆直行　络从本部络他经
经凡十四络十五　请君切记须分明

七、十二经流注时序歌

肺寅大卯胃辰宫　脾巳心午小未中
膀申肾酉心包戌　亥三子胆丑肝通

八、十五络脉歌

手太阴肺络列缺　阳明大肠偏历穴
丰隆络属足阳明　太阴公孙足内侧
脾之大络为大包　通里手经少阴列
太阳小肠号支正　膀胱络出飞扬别
足少阴肾大钟鸣　厥阴心包内关隘
三焦外关两骨间　少阳胆经光明出
足厥阴肝蠡沟深　任脉尾翳心下立
督之别络是长强　十五络脉于斯毕

九、十二经脉气血多少歌

多气多血唯阳明　少气太阳厥阴经
二少太阴常少血　六经气血须分明

主要参考文献

1.《灵枢经》
2.《黄帝内经素问》(唐·王冰注)
3.《难以本义》(元·滑寿注)
4.《难经集注》(吴·吕广等注,明·王九思等辑)
5.《难经经释》(清·徐大椿释)
6.《针灸甲乙经》(晋·皇甫谧集)
7.《黄帝内经太素》(隋·杨上善撰注)
8.《备急千金要方》(唐·孙思邈撰)
9.《外台秘要》(唐·王焘撰)
10.《铜人腧穴针灸图经》(宋·王惟一编)
11.《十四经发挥》(元·滑寿著)
12.《针灸聚英发挥》(明·高武撰)
13.《续素问钞》(明·汪机注)
14.《奇经八脉考》(明·李时珍撰)
15.《针灸大成》(明·杨继洲编著)
16.《类经》(明·张介宾编著)
17.《类经图翼》(明·张介宾编著)
18.《素问注》(明·吴崐)
19.《内经知要》(明·李念莪)
20.《黄帝内经素问灵枢注证发微》(明·马莳著)
21.《灵枢集注》(清·张志聪著)
22.《图书集成医部全录》(清·陈梦雷纂)
23.《医宗金鉴灸刺心法》(清·吴谦纂)
24.《素问灵枢类纂约法》(清·汪讱庵纂辑)

25.《素灵悬解》(清·黄元御解)
26.《经脉图考》(清·陈惠畴撰)
27.《循经考穴编》(不著撰人)
28.《经穴纂要》(日本·小阪元祐撰)
29.《难经疏证》(日本·丹波元胤著)
30.《素问识》(日本·丹波元简编)
31.《素问绍识》(日本·丹波元坚编)
32.《灵枢识》(日本·丹波元简编)
33.《经穴汇解》(日本·原昌克子柔编)
34.《经络发明》(日本·菊池玄藏述)
35.《针灸假名读十四经》(日本·津山虎编次)
36.《经络治疗学讲话》(日本·本间祥白著)
37.《针灸经穴图考》(黄竹斋编著)
38.《中国针灸学》(承淡安编著)
39.《针灸学》(南京中医学院编著)
40. 全国各地中医杂志